ÉTUDE ANATOMIQUE

SUR

LE SEGMENT CELLULAIRE CONTRACTILE

ET LE TISSU CONNECTIF

DU MUSCLE CARDIAQUE

LYON. — IMPRIMERIE PITRAT AINÉ, RUE GENTIL, 4.

LABORATOIRE D'ANATOMIE GÉNÉRALE DE LA FACULTÉ DE MÉDECINE DE LYON

ÉTUDE ANATOMIQUE

SUR

LE SEGMENT CELLULAIRE CONTRACTILE

ET LE TISSU CONNECTIF

DU MUSCLE CARDIAQUE

PAR

LE DOCTEUR A.-P. DURAND

EX-INTERNE DES HOPITAUX DE LYON

AVEC TROIS PLANCHES

PARIS

LIBRAIRIE J.-B. BAILLIÈRE ET FILS

19, RUE HAUTEFEUILLE, PRÈS DU BOULEVARD SAINT-GERMAIN

1879

A LA MÉMOIRE DE MON PÈRE

P. DURAND

CONSEILLER GÉNÉRAL ET DÉPUTÉ DU RHÔNE

A MON MAITRE ET PRÉSIDENT DE THÈSE

M. LE DOCTEUR RENAUT

PROFESSEUR D'ANATOMIE GÉNÉRALE A LA FACULTÉ DE MÉDECINE DE LYON

A MES MAITRES DANS LES HOPITAUX DE LYON

MM. BONDET, FOCHIER, GAYET
HORAND, LAURE, LÉTIÉVANT, OLLIER

A MES PARENTS

A MES AMIS

A MES COLLÈGUES D'INTERNAT

PRÉFACE

C'est au Laboratoire d'Anatomie générale de la Faculté de médecine de Lyon que nous avons entrepris les recherches qui font l'objet de cette Étude. Notre maître, M. le professeur Renaut, avec sa bienveillance habituelle, nous a prodigué ses conseils et a mis à notre disposition les résultats de ses travaux sur plusieurs questions incomplètement résolues jusqu'à présent ou même entièrement ignorées. Nous tenons à lui en exprimer ici toute notre reconnaissance.

Nous remercions M. le docteur Chandelux, maître de conférences d'Anatomie générale, et M. Bard, interne des hôpitaux, préparateur du Laboratoire, qui ont bien voulu mettre à notre service leur connaissance de l'allemand et de l'anglais.

Grâce au crayon exercé de notre ami M. le docteur Garel, nous avons pu accompagner notre description de plusieurs planches explicatives.

Notre Étude comprend trois chapitres. Dans le premier, nous n'avons guère fait que résumer les connaissances actuelles sur le système musculaire en général et le cœur. Cependant plusieurs points nouveaux sont traités, tels que : le *segment musculaire compliqué*, les *réservoirs contractiles*, etc.

Le second chapitre est réservé à l'étude du tissu connectif du muscle cardiaque, c'est celui qui nous a présenté le plus de difficultés et coûté le plus de recherches, à cause des points tout à fait nouveaux que nous avons abordés : *tissu fasciculant*, *fibres musculaires intratendineuses*, *réseau capillaire*, *ruisseaux lymphatiques sous-péricardiques et points poreux.*

Dans le troisième chapitre nous examinons la façon dont se comporte la cellule musculaire cardiaque sous l'influence des inflammations, surtout de l'inflammation chronique. Nous avons déterminé quelle était la partie de la substance musculaire qui subissait la dégénérescence graisseuse. Mais c'est surtout sur la fragmentation du cœur en ses segments cellulaires que nous avons insisté.

LABORATOIRE D'ANATOMIE GÉNÉRALE DE LA FACULTÉ

ÉTUDE ANATOMIQUE

SUR

LE SEGMENT CELLULAIRE CONTRACTILE

ET LE TISSU CONNECTIF

DU MUSCLE CARDIAQUE

CHAPITRE PREMIER

CONSIDÉRATIONS GÉNÉRALES. — FIBRE MUSCULAIRE CARDIAQUE SEGMENT MUSCULAIRE CARDIAQUE

AVANT-PROPOS. — CONSIDÉRATIONS GÉNÉRALES. — Signification générale du muscle cardiaque. — Caractères généraux des tubes conducteurs du liquide nutritif (sang ou lymphe). — Caractères morphologiques des réservoirs de ce liquide. — Étude d'un réservoir contractile de constitution simple : la vessie urinaire de la grenouille. Plan musculaire. Plan connectif. — Déductions. — Renflements ampullaires des lymphatiques. — Cœurs lymphatiques. — Le cœur sanguin n'est qu'un cas particulier des réservoirs contractiles.

Substance contractile striée. — C'est une édification protoplasmique par élaboration. — Vésicule adipeuse. La graisse est sécrétée par la cellule connective. — Cellule à cils vibratiles. — *Flagellum* des noctiluques. La substance contractile se différencie nettement.

Constitution de la substance striée contractile. Cylindres primitifs. Fibrilles élémentaires. Striation transversale simple. — Ce que l'on entend par *segment contractile du muscle strié*. Pièces contractiles; disques épais ou obscurs. Pièces de soutènement et de charpente; bandes claires et disques minces. — Considérations sur la multiplication des pièces contractiles et des pièces de charpente. — *Segment contractile compliqué*. Méthode de préparation.

FIBRE MUSCULAIRE CARDIAQUE. — Différence macroscopique des faisceaux musculaires cardiaques et des faisceaux musculaires striés ordinaires. — Étude du réseau cardiaque sur la paroi interauriculaire de la grenouille et les coupes de myocarde des vertébrés supérieurs. — Action de la potasse et des acides faibles sur les fibres musculaires cardiaques. Segments de Weismann. — Ciment intercellulaire. Sa nature. Méthode de préparation. Traits scalariformes d'Eberth.

SEGMENT MUSCULAIRE CARDIAQUE. — Les cellules musculaires cardiaques n'ont pas de sarcolemme. — Noyau unique ou double. — Nucléoles. — Rapports du protoplasma avec le noyau et les cylindres primitifs. Constitution intime d'un cylindre primitif. La striation transversale est compliquée. Le disque mince n'a pas de disques accessoires. Le clivage observé et décrit par M. Ranvier appartient bien au disque contractile.

On sait, depuis les premiers travaux d'Érasistrate et de Galien, que le cœur, situé à l'origine de toutes les artères et constituant l'aboutissant de toutes les veines, est une poche contractile qui renferme du sang. Harvey montra de plus que cette poche est l'agent actif de l'impulsion qui conduit le sang dans les canaux de distribution et qui est l'origine par cela même de phénomènes mécaniques déterminant la circulation sanguine. Leuwenhoeck fit voir ensuite non seulement que la poche cardiaque est contractile, mais encore qu'elle est formée par des fibres striées à la façon de celles que l'on observe dans les muscles soumis à la volonté ; ces fibres diffèrent néanmoins des premières en ce qu'elles sont arborisées.

Leuwenhoeck indiqua de la sorte la différence capitale existant entre les fibres musculaires d'une masse contractile ordinaire analogue à celle du couturier, par exemple, et celles du muscle cardiaque : les premières sont comme des fils parallèles d'un écheveau non pelotonné, les secondes sont disposées à la manière des fils d'un réseau, alternativement séparées, rapprochées, et s'anastomosant sur leurs points nodaux pour se bifurquer encore.

Les anatomistes du siècle dernier, Richard Lower, Sénac, etc., firent voir en outre que les fibres cardiaques, ainsi anastomosées, forment des plans superposés et séparables les uns des autres par la coction dans l'eau bouillante. Les intervalles des plans ainsi séparés artificiellement étaient remplis par une substance gélatineuse au sein de laquelle se distribuaient de nombreux vaisseaux sanguins.

Ces résultats montrent qu'il existe entre les groupes d'éléments musculaires cardiaques un tissu qui les unit et les sépare : ce tissu, que l'ébullition a réduit en une masse gélatineuse, est le tissu conjonctif qui forme la charpente de l'organe. Les mailles de ce tissu forment les voies suivies par les vaisseaux nourriciers. Les injections pénétrantes de Ruysch firent voir qu'outre les grands tractus vasculaires que nous venons d'indiquer et qui suivent les espaces interfasciculaires principaux, il existe un réseau de capillaires qui se poursuit dans les interstices des mailles contractiles, de façon que ces dernières sont largement pénétrées par un système de canaux sanguins minuscules.

Lorsque l'on veut étudier le cœur, trois questions principales se proposent donc tout d'abord à l'esprit : 1° Le cœur est un réservoir contractile disposé au confluent de tous les principaux canaux sanguins de distribution : quelle est la signification morphologique de ce réservoir ? — 2° Le cœur est un muscle formé de fibres striées : quelle est la caractéristique anatomique de ces fibres ? — 3° Le cœur est formé par des réseaux musculaires disposés en plans séparés par une charpente de nature conjonctive : quelle est la constitution intime de cette charpente, comment est-elle constituée au double point de vue du soutien des parties et de leur nutrition intime ?

Toutes ces questions prises dans leur généralité ont préoccupé vivement et depuis longtemps les anatomistes qui se sont succédé. Dans cette étude, nous allons essayer surtout de déterminer la disposition exacte de la charpente conjonctive avec les éléments musculaires propres du cœur, d'une part ; avec les vaisseaux sanguins, les lymphatiques et les séreuses adjacentes, de l'autre. Nous chercherons ces rapports dans l'état normal, nous les poursuivrons dans certaines conditions pathologiques et nous essayerons d'établir quelques-unes des modifications morphologiques corrélatives à certaines modifications amenées par des états morbides relativement simples, tels sont : l'œdème, l'inflammation aiguë, l'inflammation chronique.

Mais pour que cette partie essentielle de notre sujet soit comprise et que nos observations acquièrent dans chaque cas particulier toute leur valeur, il est indispensable que, préalablement, le lecteur puisse se faire une idée exacte de la signification générale du cœur considéré dans son ensemble et comme réservoir contractile : il est aussi indispensable de bien connaître la constitution de l'élément contractile considéré en lui-même.

Dans cet exposé préliminaire, nous devrons avoir recours à un nombre considérable de travaux existant déjà dans la science.

Aucun sujet n'a été mieux étudié dans ces dernières années que la constitution de la fibre musculaire striée, et en particulier que celle de la fibre cardiaque. Sur bien des points nos descriptions ne seront que le résumé des travaux récents de Weismann, d'Engelmann, d'Eberth de Fredericq, et enfin des leçons magistrales de M. le professeur Ranvier[1]. C'est principalement à cette dernière source que nous avons puisé nos renseignements les plus

[1] Cours du Collège de France 1876, publié par le *Progrès médical.*

précieux, et cela tout naturellement, puisque l'enseignement de l'anatomie générale à la Faculté de Lyon est une émanation directe de celui du savant professeur du Collège de France.

Le liquide nutritif, qu'il soit de la lymphe ou du sang, est renfermé dans des vaisseaux qui, dès qu'ils cessent d'être des capillaires, se doublent d'une tunique contractile. Cette tunique est d'abord formée dans les vaisseaux sanguins, qui seuls doivent nous occuper ici, par des fibres-cellules disposées en sphincters parfaits. Dans une artériole qui commence à se former, l'on voit des fibres musculaires lisses disposées d'abord comme des anneaux et se comportant à la manière de colliers. A mesure qu'on remonte le long des vaisseaux en s'éloignant des capillaires, on constate que les deux chefs extrêmes des fibres annulaires, au lieu de se souder bout pour bout, tendent à se superposer, le chef droit, par exemple, venant s'appliquer immédiatement au-dessus du chef gauche au lieu de s'affronter avec lui.

Cette disposition se poursuit régulièrement sur le parcours du vaisseau, de telle sorte que, si l'on considère la suite des noyaux qui occupent le plein de chaque cellule musculaire, et si l'on réunit ces noyaux par une ligne idéale continue, on voit qu'ils décrivent tout autour de l'axe du vaisseau une hélice dont le pas est peu serré.

Bientôt dans l'artériole surviennent deux modifications importantes qui changent du tout au tout le caractère du vaisseau : 1° La membrane interne précédemment réduite à une simple couche endothéliale se complique et prend le caractère de l'*endartère ;* 2° le plan musculaire, de simple qu'il était, s'est stratifié en lits séparés les uns des autres en même temps que soutenus par des réseaux élastiques ; 3° la périphérie du vaisseau, au lieu d'être simplement entourée d'une couche de cellules connectives plus ou moins arborisées, devient une membrane de tissu conjonctif munie d'une trame connective.

L'*artère proprement dite* est formée de la sorte. Elle n'est plus seulement, comme le capillaire, une simple cavité tubuliforme à parois minces disposées pour la dialyse; elle n'est plus, comme l'artériole, un canal purement contractile : elle s'est transformée en un tube résistant destiné à la distribution du liquide nourricier. A mesure que l'on remonte dans la direction du centre des mouvements circulatoires, la transformation du vaisseau primitivement contractile en un simple réservoir destiné à la distribution du sang s'accuse de plus en plus.

Les *artères crosses*, l'aorte, la pulmonaire, etc., ne sont plus rien, pour ainsi dire, que des réservoirs destinés à la canalisation: la contractilité y disparaît dans son mode actif pour être réduite à une fonction simplement modératrice. La disposition des éléments musculaires est alors profondément modifiée. Le muscle est disposé simplement, de façon à ajouter par sa contraction un élément de plus à la résistance latérale du vaisseau par rapport au liquide qui est lancé, sous pression, dans sa cavité.

Les gros vaisseaux sont donc, nous venons de le voir, de véritables *réservoirs contractiles*. Il importe actuellement d'étudier comment, d'une manière générale, sont constitués ces derniers. Nous ne ferons pas d'abord l'analyse histologique d'un gros vaisseau sanguin tel que l'aorte ou la pulmonaire. Nous prendrons pour exemple une poche contractile de constitution plus simple ; dans cet ordre d'idées, la vessie urinaire de la grenouille constitue le meilleur objet d'étude.

Une grenouille est assommée par un coup sur la tête ; le plus ordinairement dans ce cas la vessie ne se vide pas. L'animal est ouvert, le pédicule de la vessie pleine est isolé ; on y jette une ligature d'attente puis, en piquant ce pédicule avec une canule tranchante aboutissant à une seringue munie d'un robinet à trois voies, on fait une injection de nitrate d'argent à 1 0/0 dans la cavité du réservoir urinaire, qui se distend alors au maximum.

Dès que l'on voit le sac vésical commencer à devenir opalescent, on aspire le liquide qu'il contient et l'on introduit successivement, sans enlever la canule, de l'eau distillée, puis de l'alcool à 36° de Cartier. Au bout de quelques minutes le sac vésical est fixé dans sa forme à l'état d'extension parfaite; on peut l'enlever, le diviser avec des ciseaux et l'étendre par fragments sur une lame de verre sans qu'aucune rétraction ne se produise dans les lambeaux ainsi étalés. L'épithélium vésical est alors imprégné d'argent; à l'aide d'un pinceau un peu dur on enlève cet épithélium par lambeaux, de façon à découvrir les plans musculaires ; lorsque cet enlèvement a été effectué exactement, ce qui est facile, on colore la préparation à l'aide de l'hématoxyline et de l'éosine, puis on la monte dans la glycérine salée à 1 0/0 et on peut observer la disposition suivante [1] :

Les muscles lisses du réservoir vésical sont disposés par faisceaux qui circonscrivent une série de loges ou d'alvéoles. Les travées interloculaires sont formées de

[1] J. Renaut, *Cours d'anatomie générale de la Faculté de médecine de Lyon*; 23e leçon 9 mars 1878

fibres-cellules parallèles entre elles et soudées par un ciment que l'imprégnation d'argent, si elle a été quelque peu énergique, a marqué par des traits noirs. De ces faisceaux rubaniformes se détache un système de fibres musculaires lisses extrêmement compliqué, disposé en réseaux et enveloppant d'un filet contractile le fond de chacune des fossettes interceptées par l'écartement des bandes musculaires principales. C'est à ce niveau que l'on peut constater la disposition exacte des fibres musculaires lisses qui donnent au réservoir urinaire sa contractilité.

La substance musculaire formée de cylindres primitifs minuscules se poursuit sur toute la paroi de la fossette, à la façon de fils disposés en réseaux qui s'accolent les uns aux autres, se séparent, se rejoignent ensuite, en formant au niveau de leur point de jonction de véritables chiasmas. Certains de ces chiasmas sont simplement formés par trois cylindres primitifs qui se soudent et se poursuivent deux à deux pendant un certain trajet pour s'écarter de nouveau plus loin et entrer dans la composition de nouvelles bandelettes musculaires arborisées. Mais de distance en distance les espaces triangulaires ou polygonaux, interceptés par les cylindres primitifs, sont occupés par des noyaux que l'hématoxyline teint en bleu, tandis que la substance contractile est colorée en rose; ces noyaux sont semblables à ceux des fibres musculaires lisses non arborisées ; ils sont légèrement ovalaires ou elliptiques et tout autour d'eux existe une masse de protoplasma qui se poursuit sous forme de pointe dans l'intervalle des cylindres musculaires primitifs écartés au niveau du point nodal.

Dans les intervalles que laissent entre elles les mailles de ce réseau compliqué étendu dans toutes les directions comme un filet sur les parois de chaque dépression en fossette, circulent des vaisseaux ordinairement injectés par les globules rouges. Dans ces mêmes intervalles, on voit les cellules du tissu connectif envoyer leurs prolongements protoplasmiques granuleux et délicats, anastomosés en un réseau bien différent du réseau musculaire. (Voy. fig. 1, pl. I).

Ainsi le caractère principal du réservoir urinaire de la grenouille considéré au point de vue de sa musculature, c'est de présenter les éléments contractiles disposés en un véritable filet. Tout les éléments de ce filet sont solidaires entre eux, puisque les cylindres primitifs de substance musculaire se poursuivent dans tous les sens en affectant au niveau de chacun de leurs points nodaux des rapports successifs avec un grand nombre de leurs congénères. *La solidarité de l'acte contractile est assurée, par cette disposition, sur tous les points du réseau musculaire enveloppant une même fossette.*

De plus, la disposition du muscle sous forme de filet explique à la fois comment la réaction du contenant sur le contenu *se fait uniformément sur tous les points de la surface*, et comment aussi l'enveloppe musculaire peut opposer une résistance en quelque sorte *homogène* aux efforts de dilatation consécutifs à l'accumulation d'une masse incompressible à l'intérieur de la cavité. Le muscle est ici disposé de façon à devenir *un auxiliaire de la résistance.*

Les caractères que nous venons d'indiquer dans un réservoir à parois contractiles pris pour type se poursuivent dans la plupart des autres cas particuliers. Pour le dire en passant, l'aorte et la pulmonaire sont des réservoirs contractiles. L'imprégnation d'argent[1] de la tunique moyenne montre que les éléments musculaires de cette dernière sont arborisés et unis entre eux pour former un réseau analogue dans sa disposition à un filet. Ainsi s'expliquent les formes bizarres de cellules musculaires de ces grosses artères, formes si différentes de celles des éléments musculaires des artérioles et que M. Ranvier a depuis lomgtemps notées[2].

Le fait est encore plus évident lorsqu'il s'agit de muscles lisses qui doublent la paroi des lymphatiques d'un certain calibre. Sur ce point, la disposition du muscle en réseau est particulièrement remarquable, notamment au niveau des confluents renflés en ampoule, qui donnent insertion à de petites valvules et constituent de minimes réservoirs disposés sur le trajet de la lymphe[3].

Le long de ces mêmes canaux lymphatiques, chez certains animaux, les batraciens anoures par exemple, se voient des réservoirs contractiles qui constituent un point intermédiaire, pour ainsi dire, entre le réservoir doublé de réseaux de fibres lisses et ceux qui sont revêtus d'éléments musculaires disposés à la façon des fibres cardiaques; nous voulons parler des cœurs lymphatiques. Ici encore les cylindres primitifs s'écartent et se rapprochent tour à tour, de manière à former un réseau de mailles. Le protoplasma musculaire et les noyaux qu'il

[1] J. Renaut, *Cours d'anatomie générale de la Faculté de Lyon*, 32e leçon, 6 avril 1878.

[2] Ranvier, *Traité technique d'histologie*, p. 565.

[3] Ranvier, *Traité technique d'histologie*, p. 647-648, avec figure.

renferme sont disposés dans l'écartement des cylindres qui se dissocient incessamment pour s'accoler les uns aux autres.

Cette disposition, signalée pour la première fois par M. Ranvier[1] chez les batraciens, est surtout évidente dans le cœur lymphatique dorsal des crustacés[2]. Examinons maintenant, comparativement aux divers réservoirs contractiles, dont la description sommaire vient d'être faite, la disposition de l'oreillette du cœur sanguin de la grenouille rousse. Si l'on procède par rapport à ce réservoir exactement de la même façon que pour la vessie urinaire de la grenouille, on voit que les éléments musculaires de l'oreillette sont également disposés en un réseau délicat affectant la forme d'un véritable filet, et dont tous les éléments sont solidaires entre eux.

Nous étudierons plus loin sommairement les différences qui existent entre ce réseau musculaire cardiaque et celui du cœur dorsal de l'écrevisse d'une part, celui de la vessie urinaire de la grenouille de l'autre ; mais un fait d'anatomie générale dont l'importance est ici capitale, est mis en lumière dans les considérations précédentes, c'est à savoir que le cœur sanguin n'est, au point de vue morphologique, qu'un cas particulier des réservoirs contractiles répandus sur plusieurs points de l'économie. Nous allons voir maintenant quels sont les caractères différentiels

[1] Ranvier, *Traité technique d'histologie*, p. 706.

[2] Nous adoptons ici cette opinion émise d'abord par M. Milne-Edwards, puis développée et démontrée ensuite pleinement par M. Ranvier, *que l'appareil circulatoire des invertébrés présente un type identique au fond avec celui des lymphatiques des animaux supérieurs*. Au point de vue de l'anatomie générale, M. Ranvier a, le premier, mis ce fait en lumière, en l'appuyant de raisons et d'arguments positifs. Nous lui rapportons tout l'honneur d'une démonstration aussi importante.

qui donnent à la constitution de la musculature un caractère typique et qui crée, en quelque sorte son individualité anatomique.

Nous devons auparavant nous poser une seconde question : le cœur est un réservoir contractile analogue à celui constitué par la vessie urinaire des batraciens et par les renflements situés le long des lymphatiques, en certains points singuliers, tels que la racine des membres, et qui battent rythmiquement par contraction brusque. Quelle est la caractéristique anatomique de ce muscle au point de vue même de la contraction ? En quoi le muscle cardiaque est-il analogue d'une part et différent de l'autre, des muscles striés soumis à la volonté, comme le biceps ou le grand adducteur par exemple ?

On sait que la substance contractile striée n'est autre chose qu'une édification protoplasmique par *élaboration ;* ce point demande une explication préalable. Certains éléments anatomiques se transforment dans leurs parties constituantes ou se modifient en vue d'une adaptation à des fonctions spéciales. Pour prendre un exemple, une cellule plate moulée et appliquée comme un manteau à la surface d'une arborisation cylindre-axile nue devient, au fur et à mesure du développement, l'origine d'un système cellulaire spécial, celui du segment interannulaire, qui enveloppe le cylindre d'axe.

Plus simplement, si nous examinons ce qui se passe dans la formation des vésicules adipeuses, nous constatons que l'origine de ces dernières n'est autre chose que les éléments cellulaires qui entourent les vaisseaux capillaires ou même les derniers vaisseaux de distribution, et qui constituent les cellules improprement appelées périthéliales des réseaux vaso-formatifs, déjà développés, que l'on peut observer dans le mésocolon transverse non fenêtré du cobaye[1], dans l'épiploon du lapin naissant[2], ou dans les réseaux limbiformes du tissu connectif sous-cutané[3]. Quoi qu'il en soit, pour former une vésicule adipeuse, la cellule connective sécrète de la graisse d'abord réunie en gouttelettes dans l'épaisseur de son protoplasma, puis se recourbe de manière à envelopper d'une mince pellicule protoplasmique le globe de graisse formé par la coalescence des vésicules isolées. Ainsi l'élément s'est transformé en un appareil distinct dans lequel la cellule entière a pris une apparence tout à fait différente de celle qu'elle avait au début.

Mais la vésicule adipeuse n'est pas seulement formée d'un manteau protoplasmique étalé sur une surface curviligne pour envelopper la graisse : à la périphérie il se montre bientôt une édification tout à fait différente de la première, qui n'est point produite par une modification de forme de l'élément préexistant ni aux dépens de sa substance propre. Nous voulons ici parler de la capsule qui enveloppe à la fois le globe graisseux et le protoplasma cellulaire étalé à sa périphérie. Cette production a eu lieu par une sorte d'élaboration, elle s'est juxtaposée à l'élément anatomique sans que les parties de ce dernier se soient transformées *in situ* pour produire la cuticule qui doit être considérée comme une sorte de produit de sécrétion.

[1] J. Renaut, *Cours d'anatomie génér. de la Faculté de Lyon*, 4 avril 1878.

[2] Ranvier, Travaux de laboratoire.

[3] J. Renaut, *Cours d'anatomie générale de la Faculté de Lyon*, 4 avril 1878.

Si l'on poursuit le développement de la substance musculaire, on arrive à une conception très analogue. Quand on examine la manière dont s'exécutent la différenciation dans ce cas, on doit prendre pour points de repère certains objets spéciaux parmi lesquels la cellule épithéliale à cils vibratiles doit être mise au premier rang. Une cellule à cils vibratiles possède un corps protoplasmique terminé du côté de la surface libre par un plateau cuticulaire. Ce plateau trace une ligne de démarcation nette entre le protoplasma proprement-dit et la portion motrice constituée par les cils. Ces derniers se montrent sous forme de bâtonnets cylindriques adjacents et parallèles entre eux, traversant le plateau et se mettant en rapport (Marchi) avec le protoplasma granuleux contenu dans la masse de l'élément. Ces cils constituent une portion absolument différenciée; seuls ils sont capables d'exécuter des mouvements déterminés par leur construction propre; si on les sépare mécaniquement du corps cellulaire, ils cessent de vibrer.

Inversement lorsque, sous l'influence de l'inflammation, la cellule épithéliale à cils vibratiles est devenue libre et que son plateau a plus ou moins disparu, elle se montre comme une masse globuleuse hérissée de bâtonnets transparents doués encore de mouvements spontanés et rythmiques.

La substance contractile se montre ici comme une substance mise à part, séparée du corps de la cellule par une production secondaire, le plateau. Cette substance est tout à fait analogue à celle qui forme le bâtonnet contractile ou cylindre primitif des fibres musculaires lisses.

Mais chez certains animaux simples, tels que les noctiluques, la matière contractile qui forme le *flagellum* subit une complication plus grande. Elle est séparée de la masse protoplasmique centrale par un filament conducteur proprement dit.

Certains auteurs, et parmi eux M. Vignal[1], ont comparé le filament précité à une sorte de rudiment du cordon nerveux; on voit ici que la différenciation s'accuse. Non seulement, comme dans la cellule épithéliale à cils vibratiles, la substance contractile est séparée du protoplasma, qui forme le corps cellulaire, mais elle lui est unie par une portion également différenciée que, morphologiquement, on a été amené à considérer comme un conducteur de l'incitation motrice.

Si maintenant nous considérons la structure du flagellum, nous voyons que ce dernier se montre constitué par une série de pièces disposées en pile de monnaie et affectant la configuration de disques alternativement clairs et sombres. C'est dans cette portion que paraît résider la contractilité brusque qui met l'organe en action comme par un mouvement de fouet. Tout autour on voit une seconde substance qui paraît jouir d'une élasticité très grande et qui donne à l'organe en question son ressort, de telle sorte que le filament contractile se mouvant brusquement, est constitué par l'union de matériaux divers, les uns contractiles et actifs et les autres jouissant purement et simplement de propriétés élastiques.

[1] W. Vignal, *Recherches histologiques et physiologiques sur les Noctiluques (Noctiluca miliaris*, Suriray*)*. — In Arch. de Physiol. norm. et path. n° 4. — 1878.

Il est inutile d'insister ici plus longuement sur la valeur morphologique de la substance contractile striée en travers. M. Ranvier a montré, contrairement à l'assertion de Calberla, que cette substance est une véritable édification protoplasmique élaborée au sein de ce dernier comme par une sorte de sécrétion ; dans les muscles, en voie de développement, de la lame natatoire des larves des batraciens anoures, le protoplasma de la cellule musculo-formative est en effet semé de granules vitellins. Si ce protoplasma se transformait *in situ* pour constituer la substance striée contractile, on trouverait, ce qui n'a pas lieu, un certain nombre de ces granules englobés dans cette dernière.

Mais la question que nous devons maintenant nous poser, c'est de savoir comment est constituée d'une manière générale la substance striée contractile, afin d'appliquer les données qui ressortiront de cette étude à la constitution même de la substance contractile de l'élément musculaire cardiaque.

Nous avons vu que le flagellum des noctiluques est formé de plusieurs substances, l'une claire, transparente, répandue tout le long de ce filament contractile ; au sein de cette dernière existent des bandes sombres, obscures lorsqu'on rapproche l'objectif, brillantes lorsqu'on l'élève et répondant par leurs caractères aux disques épais des muscles striés ordinaires. La substance claire séparant les bandes sombres répond nettement aux bandes monoréfringentes que l'on observe dans les intervalles qui séparent les disques épais contractiles des muscles striés. On n'a pas observé au milieu de chacune de ces bandes claires, les traits granuleux, connus dans la science sous le nom de disques minces ou intermédiaires d'Amici. On sait que M. Ranvier a montré que ces disques minces sont des pièces de charpente douées d'une élasticité considérable, élasticité qui a été mise hors de doute expérimentalement par cet observateur. Chez la noctiluque, le représentant d'une pareille substance existerait dans la matière granuleuse, disposée latéralement dans le flagellum.

Dans tous les cas, pour bien comprendre la constitution de la substance musculaire cardiaque, il faut maintenant aller plus loin et établir tout d'abord qu'elle est la constitution morphologique idéale, c'est-à-dire ramenée à l'état de schéma, de ce que l'on appelle depuis les récents travaux de Krause, de Merkel, d'Engelmann, de Fréde-ricq de Gand et de Ranvier, le segment contractile de la matière musculaire striée.

Si l'on examine un muscle de grenouille fixé tendu contracté par l'osmium, suivant la méthode de M. Ranvier, ou plus simplement par l'injection interstitielle d'alcool absolu pratiquée pendant la tétanisation, ce qui permet d'effectuer ultérieurement la coloration élective, on voit que chaque faisceau musculaire primitif offre une substance contractile, composée de cylindres primitifs de Leydig, parallèles et adjacents entre eux. Chaque cylindre contient un plus ou moins grand nombre de fibrilles élémentaires également parallèles entre elles; si l'on examine ces fibrilles unies dans le cylindre primitif, ou mieux encore, isolées suivant le procédé de dissociation indiqué par MM. Debove et Renaut [1], on peut constater par la

[1] Fixation du muscle par l'acide picrique saturé, séjour dans une étuve à 70° pendant douze heures, dissociation et coloration au bleu d'aniline ou à l'éosine à la potasse.

coloration à l'aide du picro-carminate d'ammoniaque, les particularités suivantes :

La striation transversale la plus simple que l'on puisse observer est formée par la succession (Fig. I, P. 2) :

A, d'un disque mince, coloré en jaune par le picro-carmin ;

B, d'une demi-bande claire qui est incolore ;

C, d'un demi-disque épais, que le picro-carminate teint en rouge vif ;

B, d'une bande claire, intermédiaire du disque épais, strie intermédiaire de Hensen ;

C^2, d'un demi-disque épais ;

B^2, d'une demi-bande claire ;

A^2, d'un disque mince,

et retour de la série.

Toute la portion de la substance musculaire, considérée dans le sens de la longueur et comprise entre deux disques minces successifs, constitue ce que l'on doit appeler le *segment contractile du muscle strié.*

Ce segment contractile est formé, comme on sait, de bandes alternativement claires et obscures; les bandes claires sont isotropes ou mono-réfringentes, les disques sombres épais et minces sont anisotropes, c'est-à-dire bi-réfringents. De plus, M. Ranvier a montré que les disques minces et les bandes claires considérés dans un même segment, constituent à l'égard de ce dernier, une véritable pièce de soutènement et de charpente, et que les disques épais sont les seules parties qu'on doive considérer comme douées de contractilité proprement dite. Examinons maintenant si le segment musculaire simple que nous venons d'étudier peut subir des complications, soit par l'adjonction de nouvelles pièces, soit par la modification de celles que nous venons de signaler, et leur adaptation à des fonctions plus spéciales ou plus complexes.

Il y a déjà fort longtemps que Brucke a fait voir que, dans un grand nombre de muscles, la striation transversale n'est pas aussi simple que celle que nous venons d'étudier. Dans beaucoup de cas les disques transversaux, au lieu d'être dans un même segment au nombre de trois, se multiplient de telle façon qu'on observe une série de pièces disposées sous forme de bandes bi-réfringentes séparées par des bandes claires mono-réfringentes qui les unissent et les relient.

Le premier, M. Ranvier a discuté la signification de ce fait au point de vue de la différenciation de l'élément contractile et de son adaptation à des fonctions spéciales. Il a fait voir que le morcellement de la substance anisotrope devait être considéré dans nombre de cas comme répondant à la multiplication des surfaces d'échange.

Dans cet ordre d'idées, la multiplication des pièces contractiles devait être considérée dans le muscle comme l'indice d'une activité plus grande, d'une rapidité également plus considérable dans la mise en jeu de la contraction. C'est ainsi qu'il a montré que dans le muscle même qui nous occupe, le cœur, le disque épais, au lieu de se cliver en deux pièces contractiles séparées par la strie dite intermédiaire de Hensen, il existait trois disques superposés, ce qui portait à deux le nombre de stries intermédiaires ; on pourrait multiplier ces exemples, mais nous venons de voir que le segment contractile simple est formé de pièces de charpente constituées par les bandes claires et les disques minces et par une pièce contractile, le disque épais. Jusqu'à ces derniers temps, il avait été impossible de déterminer si un certain nombre de disques accessoires de Brucke étaient dus à un morcellement de la substance contractile proprement dite ou répondaient à un morcellement analogue des pièces de charpente constituées par les disques minces.

On conçoit, en effet, que pour s'adapter à certaines fonctions, un segment musculaire multiplie ses pièces contractiles, et que dans d'autres cas pour répondre à certaines nécessités de fonctionnement, il multiplie au contraire ses pièces de charpente. Mais la difficulté de produire les colorations électives sur un muscle fixé tétanisé tendu, par l'injection interstitielle d'acide osmique à 1 p. 100, avait empêché d'élucider la question qui précède.

Cette question n'avait même été qu'incomplètement posée. Elle a été résolue partiellement d'abord par mon maître M. le professeur J. Renaut, dans la note suivante à l'Institut :

« L'une des pattes d'un insecte un peu volumineux (le lucane cerf-volant m'a paru le meilleur objet d'étude) est arrachée sur l'animal vivant. A l'aide d'une seringue à injection, munie d'une canule-trocart, introduite dans le segment thoracique de la patte de l'animal, je pratique, sous forte pression, une injection interstitielle d'alcool absolu. L'alcool, en pénétrant, excite directement le muscle, qui fournit d'abord une série de contractions, comme il le fait sous l'influence d'un courant interrompu. Au bout de peu d'instants, ce muscle entre en contraction tétanique, en vertu de laquelle les segments périphériques de la patte s'inclinent sur l'article thoracique par un mouvement continu. Je saisis alors le tarse et je l'étends en m'opposant au mouvement de flexion. Je le maintiens tendu jusqu'à ce que la substance musculaire soit fixée dans sa forme par le réactif coagulant. Chaque faisceau primitif est de la sorte fixé-tétanisé-tendu : il présente, dans l'état de contraction, son maximum de développement ; tous ses disques superposés sont écartés les uns des autres et comme étalés ; il peut, de plus, être soumis aux colorations électives que l'alcool n'empêche pas de s'opérer.

« Dans cet état, le muscle dissocié, coloré lentement par le picrocarminate et examiné dans la glycérine *neutre*, montre les détails suivants : tous les disques épais sont colorés en rose ; les bandes claires le sont en jaune, les disques minces paraissent chacun sous forme d'une traînée de grains brillants quand on éloigne l'objectif, obscurs quand on le rapproche et non colorés par le carmin. Dans la bande claire jaune, au voisinage du disque épais, on voit, au-dessus et au-dessous du disque mince, les disques accessoires sous forme d'une traînée de grains tout à fait identiques à ceux du disque mince, et non colorés, comme eux, par le carmin. Les disques *accessoires* se comportent donc, en présence du picrocarminate, absolument comme les disques minces, ce qui conduit dès maintenant à penser qu'ils sont de véritables *disques minces accessoires*.

« Mais ce qui montre bien que les disques accessoires sont de véritables disques minces surnuméraires, c'est qu'ils possèdent d'autres réactions histochimiques, caractéristiques de ces derniers. On sait que, si l'on introduit, dans une préparation de muscle colorée au picrocarminate, un mélange de glycérine et d'acide acétique ou formique à $\frac{1}{200}$, les disques épais se décolorent et deviennent transparents, tandis que les disques minces persistent et se teignent en rouge, c'est-à-dire que l'élection est complètement intervertie. Les préparations de muscles fixés-tétanisés-tendus, colorées par le picrocarminate, puis traitées par la glycérine acide, montrent les disques épais devenus incolores et des bandes claires, colorées en rose, traversées par le disque mince et les deux disques accessoires, formant trois rangées parallèles de grains colorés en rouge foncé.

« Cette contre-épreuve permet d'affirmer pleinement que, dans un segment musculaire compris entre deux disques minces successifs, deux au moins des disques accessoires doivent être morphologiquement rattachés aux disques minces, puisqu'ils se comportent exactement comme eux en présence des mêmes réactifs. La striation musculaire est donc constituée par une succession de disques épais, seuls contractiles, et de bandes claires traversées chacune par un disque mince et deux disques accessoires, analogues entre eux au point de vue de la forme, et jouant vraisemblablement un rôle identique dans la fonction [1]. »

Mais ce qui vient d'être dit ne nous apprend nullement si ces disques épais du segment normal, déjà compliqué chez le lucane cerf-volant, sont eux-mêmes formés de pièces multiples. Sur les préparations colorées au

[1] Ce travail a été fait au laboratoire d'Anatomie de la Faculté de Médecine de Lyon le 19 novembre 1877.

picro-carminate d'ammoniaque, puis soumises à l'action lente de la glycérine formique, les disques minces principaux et leurs deux disques accessoires sont colorés en rouge vif, tandis que le disque épais présente une coloration d'un gris de perle. Au bout de quelques semaines l'action dissolvante de l'acide a complètement agi sur la myosine, et l'on peut constater alors avec la plus grande netteté que chaque disque épais considéré dans un même cylindre primitif est formé par un rang de bâtonnets cylindriques qui constituent par leur union une bande transversale médiane, et que au-dessus et au-dessous de chaque bâtonnet existe un grain anisotrope qui se comporte comme lui ; de cette façon on reconnaît que le disque épais précité est accompagné de deux disques épais accessoires qui forment au-dessus et au-dessous de lui par leur réunion deux minces bandes anisotropes transversales.

Ainsi se trouve constitué le *segment contractile compliqué*, il se compose de la succession des parties suivantes (Voyez fig. 3 Pl. I) :

1° Disque mince principal ;
2° Demi-bande claire intercalaire du disque mince;
3° Disque mince accessoire ;
4° Demi-bande claire principale ;
5° Disque épais accessoire ;
6° Demi-bande claire intercalaire du disque épais ;
7° Disque épais principal ;
8° Demi-bande claire intercalaire du disque épais ;
9° Disque épais accessoire ;
10° Demi-bande claire principale ;
11° Disque mince accessoire;

12° Demi-bande claire intercalaire du disque mince ;

13° Disque mince principal,

et retour de la série.

La méthode précédente et le schéma qui est le résumé des faits qu'elle a permis de constater nous donnent le moyen, un muscle strié quelconque étant donné, d'étudier avec fruit tous les détails de sa complication et de donner aux diverses pièces qui constituent sa striation transversale leur signification précise. Nous verrons ultérieurement si nous pouvons appliquer ces données au muscle cardiaque.

Au début de ce travail nous avons dit que Leuwenhoëk, le premier, décrivit la différence capitale existant, au point de vue de la structure, entre un muscle ordinaire à contraction brusque et volontaire d'une part, et le cœur d'autre part. La découverte du savant anatomiste hollandais n'eut pas d'abord toute l'importance qu'elle devait avoir plus tard, bien plus, elle tomba même dans l'oubli. Ce fut Kölliker qui, reprenant la question à nouveau, attira sur elle, par ses travaux, l'attention des histologistes. Lorsque, chez un vertébré supérieur, l'homme par exemple, nous comparons l'un quelconque des muscles du tronc ou des membres avec le muscle cardiaque, il nous est facile de voir combien diffèrent la direction et la disposition des faisceaux musculaires qui les composent. Ces derniers, en effet, dans les muscles volontaires rectilignes, sont parallèles et présentent entre eux un accolement assez intime ; dans le cœur, au contraire, ils sont intriqués et rappellent assez bien l'aspect que donne un fil de laine pelotonné.

Si maintenant nous poussons plus loin l'examen du

muscle qui nous occupe, nous allons voir non seulement qu'il s'éloigne des autres, par la disposition macroscopique de ses faisceaux, mais que sa structure intime en fait un organe tellement différencié, qu'on peut le reconnaître par l'examen d'un seul de ses éléments. Avant d'étudier d'une manière spéciale le segment musculaire cardiaque, au sujet duquel nous avons entrepris des recherches confirmatives de celles de M. le professeur Ranvier, nous allons donner rapidement une idée générale des faisceaux du réseau si complexe formé par les divisions et les branchements de ce qu'on appelle la chaîne cardiaque, et du ciment qui unit entre eux les segments, les anneaux qui la composent.

Pour étudier le réseau cardiaque, procédons du simple au composé. Prenons d'abord une grenouille ; nous savons que, chez cet animal, la cloison qui sépare les deux oreillettes est extrêmement mince et peut nous permettre d'examiner facilement la disposition du réseau musculaire. Pour préparer cette cloison interauriculaire, voici quelle est la meilleure marche à suivre : l'animal est couché sur le dos, ses membres sont solidement fixés à une plaque de liège, car il importe d'empêcher des mouvements qui gêneraient l'expérience et pourraient en compromettre la réussite. Ces précautions une fois prises, la cavité thoracique est largement ouverte afin d'éviter toute gêne à l'opérateur. Des ligatures sont jetées sur les veines qui viennent déboucher dans le cœur, puis on laisse ce dernier se contracter plusieurs fois encore de façon à ce qu'il puisse chasser aussi complètement que possible le sang contenu dans son intérieur; alors le bulbe aortique est ouvert avec des ciseaux fins, et par l'ouverture on fait pénétrer l'extrémité d'une canule non tranchante, adaptée à une seringue de Pravaz contenant une solution de chlorure de sodium à 1 p. 100. L'injection est poussée lentement dans le cœur et, lorsque ce dernier est distendu, on place une ligature sur l'aorte, immédiatement au dessous de la canule. Ceci terminé, on enlève le cœur avec précaution et on le place immédiatement dans une solution d'acide osmique à 1 p. 100. « Au bout d'un temps très court l'organe est fixé dans sa forme, toutes ses parties sont rigides, on peut facilement le disséquer sous l'eau distillée. La mince cloison interauriculaire est alors enlevée et placée sous une lame de verre, dans un état de développement parfait, car après l'action de l'acide osmique, elle ne se rétracte plus. La préparation colorée lentement sous la lamelle à l'aide du picro-carminate d'ammoniaque et examinée dans la glycérine, montre un élégant réseau de fibres musculaires cardiaques anastomosées. Ces fibres s'entre-croisent de mille manières et leurs points nodaux forment des chiasmas. La structure réticulée du cœur est ainsi mise en évidence d'une manière absolument complète[1]. »

Si maintenant nous considérons, à l'aide d'un grossissement suffisant, une coupe pratiquée sur un cœur de mouton, de bœuf, de chien, d'homme, etc., de façon à ce qu'un faisceau soit sectionné parallèlement à la direction générale des fibres qui le composent, nous voyons se dessiner un réseau tout à fait analogue à celui que nous avons observé dans la paroi interauriculaire de la gre-

[1] Ranvier, *Cours d'anatomie générale au Collège de France*, 22e leçon, 24 mars 1876.

nouille. De plus il est facile, soit en abaissant, soit en élevant l'objectif, de constater qu'un certain nombre de fibres sont coupées obliquement; ce fait indique d'une manière très nette que le plan musculaire qu'on a sous les yeux est intimement uni par la ramification de ses fibres aux autres plans musculaires situés au-dessus et au-dessous de lui. Lorsque, et c'est ce qui a lieu généralement, la coupe que l'on étudie a une certaine étendue, on peut voir, à côté de fibres musculaires qui se présentent dans le sens de leur longueur, d'autres fibres qui sont sectionnées perpendiculairement à leur direction et se montrent à l'observateur sous la forme de petits cercles d'aspect granuleux, et renfermant à leur centre un noyau lorsque l'élément cellulaire qui contient ce dernier a été sectionné au niveau de sa partie moyenne. De cette disposition, tout à fait spéciale au cœur et qui nous montre côte à côte des faisceaux de fibres qui se croisent perpendiculairement, on peut conclure que les différents plans musculaires n'existent que d'une façon imparfaite, ou mieux, échappent à une catégorisation vraie ou à une description régulière. Cette disposition compliquée est due aux anastomoses et aux ramifications que les fibres cardiaques s'envoient les unes aux autres. Cependant il y a, d'une façon générale, plusieurs plans de fibres, mais ils ne sont point indépendants les uns des autres, ce que Sénac a parfaitement reconnu.

Si l'on veut bien se rappeler la comparaison que nous avons faite entre le muscle cardiaque et un fil de laine pelotonné, la description suivante fera comprendre d'une manière satisfaisante, croyons-nous, la disposition générale, et des faisceaux musculaires et des fibres qui entrent dans leur constitution. Supposons, en effet, que notre pelote, formant un tout compact, durcie par la gomme et l'alcool, se prête facilement à des coupes; à l'aide d'un rasoir, enlevons-en une tranche et examinons-la. Nous voyons bien vite que le fil unique, dont les divers circuits composaient une masse arrondie, se présente à nous partagé en un plus ou moins grand nombre de morceaux de longueurs différentes, intriqués, enchevêtrés les uns dans les autres de manière à simuler un véritable feutrage. Voilà l'explication des groupes de fibres que nous avons vues sur une préparation du cœur dirigées en sens divers, souvent même perpendiculairement entre elles. Poussons plus loin notre examen. Nous savons qu'un fil de laine est composé de brins relativement fins; ces brins, bien que suivant la direction générale du fil, ne sont pas parallèles entre eux; ils s'entre-croisent et se mêlent de mille et mille façons. Dans un faisceau musculaire du cœur les choses se passent d'une manière presque semblable, avec cette différence toutefois que les faisceaux s'unissent fréquemment les uns aux autres par l'intermédiaire de branchements fins constitués par les fibres musculaires passant d'un faisceau à un autre. Aussi peut-on dire que, au point de vue de la disposition générale, la fibre musculaire cardiaque est au faisceau ce que le faisceau est au muscle tout entier.

Weismann, en 1871, a démontré que les fibres musculaires du cœur pouvaient être divisées à l'aide de la potasse en solution concentrée, en fragments assez réguliers contenant dans leur milieu un ou deux noyaux. Ces fragments sont des cellules musculaires que nous étudierons plus loin d'une façon plus complète. Ils ne sont pas soudés entre eux bout à bout, de manière à suivre une même direction. Ils forment, au contraire, fréquemment des branchements en Y, qui tantôt sont situés dans le même plan, tantôt dans des plans différents. Si l'on considère un fragment isolé qu'on a obtenu après l'action de la potasse à 40 0/0 ou d'un acide faible sur un morceau de myocarde d'un vertébré quelconque, on voit que la ligne de soudure n'est pas régulière; elle rappelle assez bien un escalier. Lorsqu'on essaye, à l'aide des aiguilles, d'obtenir des éléments musculaires isolés en dissociant un fragment de cœur frais et sain n'ayant subi l'action d'aucun réactif, on s'aperçoit bien vite qu'ils sont unis les uns aux autres d'une manière si intime qu'il est impossible de les séparer. Ce fait a préoccupé beaucoup d'anatomistes dont les noms sont maintenant classiques (Aeby, Eberth, Ranvier), et le résultat de leurs travaux nous permet d'affirmer que dans les fibres cardiaques, les cellules sont soudées entre elles par un ciment. Au sujet de ce dernier, deux questions se posent qui, avant d'aller plus loin, doivent être résolues : 1° Les points au niveau desquels les cellules sont soudées entre elles sont-ils faciles à observer, et quels sont les moyens auxquels il faut recourir pour cela ? 2° quelle est la nature de la substance unissante?

Léon Fréderícq (de Gand)[1] a vu des traits de soudure sur des muscles frais sans le secours d'aucun réactif. Son examen a porté sur un petit fragment enlevé aux muscles papillaires (ventricule gauche) d'un cœur de jeune enfant simplement lacéré dans une solution de chlorure de sodium à 1 1/2 p. 100.

[1] Léon Fréderícq (de Gand), *Génération et structure du tissu musculaire* (Bruxelles, 1875).

Généralement, lorsqu'on veut étudier le ciment intercellulaire, on prend un fragment minime du cœur qu'on dissout après l'avoir laissé pendant 24 heures dans l'alcool au tiers, ou dans l'acide chromique à 1 p. 1000. Dans le second cas, la préparation est bien lavée avant d'être colorée. La coloration se fait à l'aide du picro-carminate d'ammoniaque qu'on laisse agir pendant quelques minutes quand le fragment de muscle a séjourné dans l'alcool, pendant quelques heures au contraire quand on le retire de la solution d'acide chromique. On monte dans la glycérine formiquée, l'élection une fois faite, le noyau se distingue par une coloration carminée qui tranche sur l'aspect orangé de la substance musculaire qui l'entoure. La fibre musculaire paraît divisée en quadrilatères allongés et plus ou moins réguliers par des lignes claires qui la coupent transversalement, mais non d'une manière rectiligne; elles affectent au contraire le plus ordinairement une direction un peu oblique qui donne à l'extrémité des segments l'aspect qu'on a coutume de désigner sous le nom de bec de flûte. Le trait oblique, avons-nous dit, est irrégulier, et en effet, si on le regarde avec soin à l'aide d'un objectif à immersion, on voit qu'il a la forme d'un escalier dont chaque marche correspond sur la fibre considérée dans le sens de la longueur, par sa partie transversale à un disque mince, par sa partie longitudinale à un espace séparant deux cylindres primitifs, c'est-à-dire, comme nous le verrons plus loin, que le trait scalariforme suit transversalement les pièces de charpente, et longitudinalement les espaces compris entre les cylindres primitifs.

La solution de notre seconde question a été donnée pour la première fois par Eberth, il y a quelques années seulement. Le ciment qui soude entre elles les cellules est tout à fait analogue à celui qui unit les épithéliums ; pour le démontrer, voici, d'après la méthode que nous avons vu employer au laboratoire d'anatomie générale de la Faculté de Lyon, comment il faut procéder :

On prend le cœur d'un lapin (c'est du reste le plus gros animal qu'on ait constamment sous la main dans un laboratoire) ; après avoir ouvert une des cavités ventriculaires, on enlève l'endocarde dans une étendue d'un ou deux centimètres carrés ; le muscle une fois mis à nu, on le lave soigneusement à l'eau distillée, puis à l'aide d'une pipette on l'arrose avec quelques gouttes de la solution de nitrate d'argent à 1 p. 300 qui sert aux imprégnations ; un second lavage à l'eau distillée suit immédiatement, puis on détache le fragment de cœur qu'on vient de préparer, et après l'avoir laissé séjourner pendant une heure ou deux dans de l'eau distillée, on procède à sa dissociation.

Cette dissociation doit être faite avec certains ménagements, de façon à ne pas altérer la forme des cellules ; une fois terminée, la préparation est montée dans de la glycérine pure et peut alors être étudiée avec fruit. On voit d'une manière très nette les éléments constitutifs de la fibre cardiaque séparés par des traits noirs (traits scalariformes d'Eberth), qui correspondent d'une manière évidente à ceux que nous connaissons déjà. D'ailleurs la preuve de ce fait a été donnée. En faisant agir une solution de potasse sur des fibres ayant subi une imprégnation, on a pu voir que la ligne de séparation des éléments cardiaques suivait exactement le trait noir d'Eberth.

Maintenant que nous avons pu nous faire une idée de

la chaîne cardiaque, de ses soudures et de ses ramifications, il importe de connaître d'une manière aussi exacte que possible la constitution intime d'un segment musculaire considéré en lui-même. Si la disposition générale des fibres du cœur nous livre certains secrets de la contraction pour ainsi dire instantanée qui se produit rythmiquement dans l'organe entier, l'étude plus approfondie des anneaux de la chaîne nous permettra de comprendre le mécanisme de l'échange nécessairement rapide des matériaux apportés par le sang et remportés par lui (batraciens anoures) ou par les voies lymphatiques et veineuses (vertébrés supérieurs). — Elle nous fera également voir que la multiplicité des pièces contractiles du cylindre primitif est en rapport avec la quantité du travail produit.

Pour cette étude, trois sortes de préparations sont nécessaires pour démontrer :

A L'existence ou l'absence d'un sarcolemme ;

B La disposition du ou des noyaux et du protoplasma par rapport aux cylindres primitifs ;

C La composition exacte d'un cylindre primitif considéré au point de vue de ses pièces de charpente et de ses pièces contractiles.

A — Lorsque l'on dissocie, après l'avoir enlevé à l'aide d'une pince, un fragment de cœur frais, il n'est pas possible d'observer la présence d'un sarcolemme, comme c'est la règle pour les muscles striés du tronc ou des membres. D'un autre côté, si l'on fait subir à ce même fragment l'action de l'eau pure ou de l'acide acétique, on a encore un résultat négatif. Nous sommes donc conduit à conclure à la non-existence d'un sarcolemme dans les fibres des muscles cardiaques. Nous verrons plus loin, en examinant les rapports du tissu connectif avec les fibres musculaires, que ces dernières sont enveloppées comme d'une gaze par un réseau de cellules connectives anastomosées par leurs prolongements.

B — Si nous pratiquons une coupe qui nous permette d'étudier à la fois les segments musculaires coupés dans leur sens longitudinal à côté d'autres segments coupés perpendiculairement à leur axe, nous pouvons examiner, après l'avoir colorée au picrocarmin et montée dans de la glycérine formiquée, quels sont les rapports qu'affectent entre elles les parties constituantes de chaque élément cellulaire. Sur ceux qui sont coupés longitudinalement, nous pouvons le plus habituellement voir un noyau vivement coloré en rouge et de forme ovoïde, situé au milieu de la hauteur du segment musculaire.

Au centre des noyaux est un nucléole, le plus généralement même il y en a deux. Il arrive souvent qu'au lieu d'un noyau on en observe deux, et alors ou bien les deux noyaux sont pour ainsi dire accolés et renferment chacun un nucléole seulement, ou bien ils sont à une certaine distance l'un de l'autre, et dans ce cas il arrive assez souvent qu'un des deux noyaux est occupé par deux nucléoles au lieu d'un. En élevant ou en abaissant un peu l'objectif, il est facile de constater que le noyau est entouré de tous côtés par les cylindres primitifs striés en travers, ce qui le différencie d'une manière absolue du noyau des autres fibres musculaires striées ou lisses. Du reste la démonstration de ce fait est donnée très nettement par l'examen des segments coupés perpendiculairement à leur axe. Ces derniers se montrent sous l'aspect de cercles plus ou moins déformés par pression réciproque; au centre on observe un petit cercle coloré en rouge vif, c'est la coupe du noyau; tout autour de celui-ci se voient des granulations de coloration orangée qui sont plus serrées à la périphérie. Ces granulations ne sont pas autre chose que les cylindres primitifs coupés transversalement. A côté de ces cercles, ou polygones, il en existe d'autres qui ne présentent pas de noyau rouge; le fait est facile à comprendre, car le noyau ne peut apparaître que lorsque la coupe l'intéresse, or nous avons vu qu'il occupait le milieu de la hauteur de l'élément ou ses extrémités le plus ordinairement, quand il était double; il doit donc arriver et il arrive en effet fréquemment que sur beaucoup de coupes, surtout lorsqu'elles sont minces, l'aire de section n'est composée que de cylindres primitifs sectionnés en travers.

Les cylindres primitifs sont séparés les uns des autres par des lignes de substance protoplasmique; sur le cœur d'un animal adulte le fait est difficile à démontrer, mais il apparaît de la façon la plus nette lorsqu'on examine le cœur d'un embryon de mammifère, ou encore celui d'un chélonien adulte; chez ces animaux, en effet, les éléments contractiles du cœur n'atteignent pour ainsi dire pas de développement complet, ils restent dans une sorte d'état embryonnaire.

C. — La connaissance de la constitution intime d'un cylindre primitif est surtout due à M. Ranvier[1]. Pour étudier les détails de la striation transversale, il opère de la façon suivante: sur un mammifère de petite taille (un co-

[1] Ranvier, *Cours d'anatomie générale au Collège de France*, 23e leçon, 6 avril 1876.

chon d'Inde) il lie les vaisseaux afférents du cœur et distend ses cavités par une injection de sang défibriné poussée par l'aorte qu'il lie ensuite. Dans ce cœur distendu il injecte avec une seringue de Pravaz une solution d'acide osmique à 1 p. 0/0, de manière à fixer dans leur forme les fibres musculaires qui ont pour ainsi dire déployé leur striation; puis un fragment étant détaché, il le dissocie et le soumet à l'action du picro-carminate d'ammoniaque. Au bout de 24 heures « l'on reconnaît que les disques épais sont colorés en rouge intense, tandis que les disques minces ne sont que peu ou point teints par le réactif. » Mais ce n'est pas là tout ce qu'on peut observer ; en effet, M. Ranvier en colorant à l'hématoxyline la cloison interauriculaire d'un rat fixée tendue par l'action de l'alcool au tiers, a vu et décrit les particularités qui suivent :

« La striation transversale est compliquée. L'on voit les disques minces se succéder à intervalles équidistants. Ils traversent les bandes claires en leur milieu. Entre deux bandes claires successives on voit les disques épais sous forme d'une large zone violette. Cette zone n'est pas homogène, elle est constituée par deux bandes d'égale hauteur renfermant une bande intermédiaire plus étroite. Cette disposition est beaucoup plus marquée dans les fibres fortement tendues. Dans ces dernières le disque épais est subdivisé en trois bandes parallèles séparées les unes des autres par deux bandes claires intermédiaires comprises dans l'intervalle des trois plans du disque épais. Ce dernier dans son ensemble a la forme d'un grain, c'est à-dire que ses deux bords latéraux font saillie de chaque côté de la fibre sous forme de festons saillants au dehors. Inversement la bande claire est limitée latéralement par un contour légèrement excavé. »

Comme on le voit, le savant professeur du Collège de France considère le disque contractile comme divisé en trois pièces. D'après lui, le segment contractile cardiaque se rapprocherait donc assez de celui du lucane cerf-volant.

Cependant une objection peut être élevée, non pas au sujet du clivage (la précision et la clarté sont telles qu'aucun doute ne peut plus rester dans l'esprit), mais contre la méthode de coloration. On sait en effet combien il est difficile de reconnaître le disque obscur du disque clair, car leur réfringence varie avec les mouvements d'élévation ou d'abaissement de l'objectif.

Il était donc utile, croyons-nous, d'établir par l'élection de coloration, si c'est réellement le disque épais qui est clivé en trois pièces ou si c'est le disque mince. Pour arriver à cette solution, nous avons procédé de la manière suivante : sur un rat blanc chloroformé, nous avons lié tous les vaisseaux du cœur moins l'aorte d'abord, puis enfin celle-ci, après deux ou trois contractions; alors, à l'aide d'une seringue de Pravaz munie d'une canule tranchante et remplie d'alcool à 90°, nous avons poussé une injection maintenue à haute pression pendant que le cœur distendu était arrosé d'alcool. L'organe une fois devenu complètement rigide, nous avons dissocié un fragment arraché de la paroi interne du ventricule gauche à l'aide d'une pince. La dissociation effectuée, nous avons fait agir pendant un quart d'heure environ, une solution concentrée de picro-carminate d'ammoniaque, après quoi la préparation fut montée dans la glycérine formiquée.

Au bout de quelques jours nous avons examiné, à l'aide

d'un objectif à immersion, les détails de la striation transversale. Les disques épais se montraient avec une coloration grise, tandis que les disques minces tranchaient par une ligne nette, *unique*, d'un rouge vif, sur le fond blanc des disques clairs. Malgré les grossissements considérables dont nous nous sommes servis, malgré une étude attentive et patiente, répétée plusieurs jours de suite, nous n'avons pas réussi à trouver un seul disque contractile clivé en deux ou trois pièces. Quoi qu'il en soit des résultats que nous avons obtenus, nous sommes en droit de conclure que le disque mince est simple, et que le clivage observé par M. le professeur Ranvier ne peut appartenir qu'au disque contractile.

CHAPITRE II

TISSU CONNECTIF DU MUSCLE CARDIAQUE

Tissu connectif d'un muscle rectiligne. Faisceaux primitifs, secondaires, tertiaires, etc. — Tissu connectif d'un muscle annulaire. Capillaire. Artériole. Artère terminale. Artère de distribution. Artère aorte, le réseau de Langhans est un réseau musculaire. — Tissu connectif d'un réservoir contractile; il tend à devenir homogène.

DISPOSITION DU TISSU CONNECTIF DANS LE CŒUR. — Endocarde. – Tissu connectif sous-endocardique. — Fibres de Purkinje. Leurs rapports morphologiques avec les fibres musculaires striées et les fibres musculaires lisses. — Disposition du tissu connectif autour des fibres de Purkinje. Tissu fasciculant. Ce qu'on a pris pour un endothélium, ce sont les cellules fixes connectives. — Fibres musculaires intra-tendinenses.

Gaînes fasciculantes. — Tissu connectif intra-fasciculaire. — Fentes de Henle. L'endothélium décrit jusqu'à présent comme tapissant les fentes n'existe pas. — Injections intra-musculaires de Schweiger-Seidel et de Ranvier (bleu de Prusse soluble). — Injections intra-musculaires de gélatine. Résultats obtenus. L'injection pénètre dans les espaces intra-fasciculaires.

Capillaires du muscle cardiaque. Absence de réservoirs ampullaires. Causes de cette absence.

Considérations générales sur les migrations des éléments actifs de la lymphe et leur pénétration à travers les endothéliums. — Discussion du procédé d'imprégnation. — Ruisseaux lymphatiques sous-péricardiques. — Points poreux. Hypothèses physiologiques. — Le cœur possède une double voie pour se débarrasser de ses produits de désassimilation. Ce qui se passe pendant la systole. Ce qui se passe pendant la diastole.

Dans le chapitre qui précède nous avons étudié uniquement ce qui constitue, à proprement parler, la partie musculaire du cœur; il nous reste maintenant à voir le système connectif qui, lui aussi, présente une disposition toute spéciale et joue, dans la nutrition de l'organe entier, un rôle que nulle part ailleurs nous ne trouvons aussi considérable. Toutefois, avant d'aborder la description du tissu connectif cardiaque dont la disposition est au premier abord difficile à saisir, nous examinerons la manière dont il se comporte par rapport aux autres muscles. Nous savons en effet que, d'une part, le cœur, au point de vue de sa structure, peut être rapproché des muscles lisses par son noyau central et des muscles striés par sa striation transversale et son mode de contraction ; que, d'autre part, au point de vue de la disposition rameuse de ses éléments contractiles constitutifs, il est assez analogue aux muscles rétiformes.

Il est donc utile, croyons-nous, de voir au préalable quels sont le mode d'arrangement et la structure qu'offre le tissu connectif dans les muscles rectilignes (biceps, couturier, etc.) à contraction brusque, qui tous sont striés, dans les muscles annulaires (intestins, vaisseaux, etc.), qui sont constitués par des fibres lisses, et enfin dans les muscles rétiformes.

Tissu connectif d'un muscle rectiligne. — Dans un muscle rectiligne le tissu connectif affecte, lorsque l'on examine ses rapports avec les fibres musculaires, des différences assez marquées, surtout dans les cloisonnements qui séparent, dans la plupart des cas, les faisceaux de divers ordres. Ainsi, chez les vertébrés inférieurs, tels que les batraciens anoures, le tissu connectif présente la disposition suivante, qui est pour ainsi dire le type le plus élémentaire : un muscle étant donné, le couturier par exemple, on voit que l'enveloppe continue qui l'entoure est constituée par une couche de tissu conjonctif plus ou moins épaisse, suivant les points où on la considère. C'est là la charpente connective principale du muscle.

En effet, si à l'aide de coupes pratiquées en divers sens et colorées à l'éosine, on cherche à se rendre compte de la façon dont sont groupés et unis les faisceaux qui entrent dans la composition du muscle, on voit que ces derniers sont rangés les uns à côté des autres sans former des départements distincts séparés par des faisceaux connectifs, comme cela existe chez les animaux supérieurs. Dans les espaces étoilés (sur une coupe transversale) que les faisceaux musculaires plus ou moins arrondis laissent entre eux, existent des cellules fixes du tissu connectif parfaitement reconnaissables et dont les prolongements protoplasmiques, anastomosés dans tous les sens avec ceux des autres cellules voisines, forment un véritable filet d'une délicatesse extrême, renforcé par la présence de tractus connectifs ténus qui suivent une direction parallèle à celle du muscle lui-même. On conçoit donc que la marche des globules blancs du sang est facile dans un pareil milieu, où ils ne rencontrent, pour ainsi dire, aucun obstacle à surmonter. Ils arrivent, sans avoir été obligés de dépenser leur force, c'est-à-dire les matériaux dont ils sont chargés pour effectuer les échanges, jusqu'au contact presque intime avec la substance contractile elle-même, car ils n'en sont séparés que par le sarcolemme.

Considéré dans un muscle appartenant à un vertébré d'ordre supérieur, le tissu connectif offre une disposition plus complexe, mais qui se rattache cependant de très près à celle que nous venons de voir. Si l'on examine un muscle d'homme, le biceps, pour prendre un exemple, on constate que les faisceaux primitifs sont groupés les uns à côté des autres et forment des faisceaux secondaires ; chacun de ces derniers, pris en particulier, rappelle par sa disposition l'ensemble donné par la réunion des faisceaux primitifs du couturier de la grenouille.

Les faisceaux secondaires se groupent eux aussi et forment des faisceaux tertiaires qui sont enveloppés par une couche plus épaisse et plus dense de tissu connectif lâche. Il arrive parfois que les faisceaux tertiaires se groupent à leur tour pour former des faisceaux plus volumineux. Quoi qu'il en soit du nombre de ces faisceaux d'ordres différents, dont la réunion constitue le muscle, il existe, dans les intervalles plus ou moins considérables qui les séparent, du tissu connectif dont les éléments forment des travées qui, sur une coupe transversale, offrent l'aspect de grandes mailles principales plus épaisses et plus denses; dans l'aire de chacune de ces grandes mailles il en existe de plus petites encore. On aura parfaitement une idée de cette disposition en plaçant les uns sur les autres trois tamis de même diamètre, dont le premier serait à grandes mailles faites avec des cordes, le second à mailles moyennes faites avec des ficelles, et enfin le troisième à mailles fines faites avec du fil.

Examiné dans le sens de la direction du muscle, on voit que le tissu connectif est ordonné suivant l'axe de ce dernier. Il apparaît sous les formes de traînées rectilignes plus ou moins épaisses selon l'ordre des faisceaux qu'elles cloisonnent. Cette disposition rapprochée de celle que nous avons vue sur une coupe transversale, nous montre que les faisceaux de premier, de second et de troisième ordre, sont chacun entourés d'une atmosphère connective qui forme autour d'eux une véritable gaîne. Dans le tissu connectif sont contenus les canaux qui servent à l'irrigation et les nerfs.

Nous examinerons plus loin la disposition générale des

vaisseaux sanguins lorsque nous comparerons les capillaires du muscle cardiaque avec ceux d'un muscle strié ordinaire. Quant au tissu interfasciculaire, considéré en lui-même, au point de vue de sa structure, il possède une constitution analogue à celle du tissu connectif sous-cutané, c'est-à-dire qu'on y trouve une prédominance de cellules fixes connectives, des faisceaux connectifs extrêmement minces et une absence pour ainsi dire absolue de tissu élastique.

Tissu conjonctif d'un muscle annulaire. — Lorsque les fibres musculaires forment des faisceaux distincts, allongés dans un sens et ne présentant pas d'intrication, comme c'est la règle pour les fibres longitudinales de l'intestin, le tissu connectif est absolument semblable à celui que nous avons étudié dans un muscle des membres. Mais, dans un vaisseau, les choses se passent d'une façon bien différente. Si nous remontons d'un capillaire jusqu'au cœur en suivant l'artériole, l'artère terminale, l'artère de distribution, etc., etc., nous voyons le tissu connectif apparaître d'abord autour des capillaires près de l'artériole, puis, peu à peu il se modifie dans sa forme, cède le pas au système musculaire pour reprendre ensuite le rôle le plus important.

Un vaisseau capillaire est constitué simplement par un tube endothélial ou (Chrzonszcewski) par un endothélium reposant sur une membrane amorphe comparable au sarcolemme. Ranvier[1] croit « que cette membrane, si tant est qu'elle existe, devrait être considérée comme le rudiment de la lame élastique interne des artérioles. »

[1] Ranvier, *Traité technique d'Histologie*, p. 589.

Les capillaires ne sont pas partout constitués d'une manière aussi simple. Dans les follicules lymphatiques, ils commencent à se recouvrir d'un revêtement (périthélium d'Eberth) constitué par des cellules à disposition axiale par rapport au vaisseau. Ces cellules sont formées d'un noyau allongé autour duquel est une masse de protoplasma granuleux d'où émanent des prolongements qui vont s'anastomoser avec ceux des autres cellules, de telle façon que le capillaire est enveloppé dans un véritable réseau de protoplasma dont les nœuds sont représentés par les noyaux des cellules. Lorsque, dans d'autres parties des follicules, les capillaires sont revêtus[1] d'une tunique externe formée par un lacis serré de fibrilles très minces de tissu connectif, il arrive que quelques-uns des prolongements des cellules périthéliales vont se terminer dans cette tunique, mais sans s'anastomoser avec le tissu connectif [2].

Les cellules périthéliales d'Eberth (couche rameuse périvasculaire de Renaut) ne se rencontrent pas seulement autour des capillaires des follicules lymphatiques, mais aussi autour de ceux du tissu connectif lâche. Elles sont donc, comme le dit Ranvier[3], « disposées sur les vaisseaux capillaires de la même façon que sur les faisceaux de fibrilles, et en se plaçant à ce point de vue, on peut dire qu'un capillaire sanguin et un faisceau connectif sont des équivalents. » Cette disposition des cellules connectives autour des vaisseaux capillaires et des faisceaux conjonctifs, nous la rencontrons autour des fibres muscu-

[1] Ranvier, *Traité technique d'Histologie.*

[2] J. Renaut, *Cours d'Anatomie générale de la Faculté de Lyon*, 4 avril 1878.

[3] Ranvier, *Traité technique d'Histologie*, p. 590.

laires elles-mêmes. On voit donc que de larges voies de circulation sont ouvertes aux globules actifs de la lymphe et du sang, qui ont réussi à se frayer un passage à travers l'endothélium des vaisseaux ou des cavités qui les renferment.

Nous verrons plus loin que dans le cœur il existe autour de chaque fibre cardiaque un réseau large et lâche composé presque entièrement de cellules connectives, ce qui permet une circulation facile de la lymphe autour de chaque élément musculaire contractile, en même temps qu'une rapidité vraiment extraordinaire dans les échanges. Nous savons en effet que les fibres cardiaques sont dépourvues de sarcolemme, elles sont par conséquent en contact direct avec les cellules connectives, c'est-à-dire que comme ces dernières elles sont baignées par la lymphe.

Quand des capillaires on passe à l'artériole, on voit se produire un changement considérable : entre la couche endothéliale et la couche rameuse péricapillaire apparaît presque brusquement une couche musculeuse ; puis en remontant un peu plus loin, on voit les cellules périthéliales se stratifier et former une tunique adventice. Jusqu'à présent le tissu jaune élastique n'a pas paru ; c'est qu'en effet il est, pour ainsi dire, la caractéristique de l'artère.

Si nous examinons des coupes pratiquées sur une *artère terminale* (les artères terminales sont intermédiaires aux artérioles et aux artères de distribution qui émanent des grosses artères), nous voyons que la couche endothéliale est supportée par une membrane élastique très mince ; celle-ci est limitée par la membrane élastique limitante interne ; des paniers élastiques sont entés sur cette dernière et enveloppent les fibres musculaires lisses circulaires. En dehors du cercle musculaire les fibres élastiques vont plonger dans le tissu connectif lâche qui résulte du développement des cellules périvasculaires et forme la membrane celluleuse de l'artère. Dans une *artère de distribution*, la tunique musculeuse est beaucoup plus développée et plus régulière, et une coupe longitudinale parallèle au grand axe du vaisseau permet de voir les particularités suivantes :

1° *Une membrane interne* tout à fait compliquée, épaisse, stratifiée et molle. Dissociée, elle présente à considérer des faisceaux de tissu connectif et des cellules plates ; entre ces lits de tissu connectif existent quelques plans élastiques. Enfin on commence à voir un réseau de cellules gigantesques anastomosées. A mesure qu'on s'approche du cœur, cette membrane s'appauvrit en éléments cellulaires, si bien que dans l'aorte ce n'est plus qu'une membrane élastique. Ce réseau élastique se développe d'autant plus rapidement qu'il recouvre des surfaces sur lesquelles s'exerce le plus grand frottement, comme, par exemple, la face ventriculaire des valvules, la crosse de l'aorte.

2° Sur la membrane interne, un épaississement énorme du tissu élastique (limitante interne), d'où partent des paniers dans l'aire desquels on voit les coupes des cellules musculaires.

3° Au dessus on voit la limitante externe.

4° Enfin, au-dessus de cette dernière, le tissu élastique forme de grands paniers, qui sont le squelette de l'adventice, dans laquelle on voit apparaître les *vasa vasorum*.

Dans les artères de distribution et les artères terminales, tout est subordonné à la tunique musculeuse; mais dans les grosses artères le type change, le système musculaire disparaît presque complètement, sa place est occupée par le système élastique, dans les mailles duquel on reconnaît bien encore des muscles lisses, mais là ils ne sont plus disposés circulairement, ils affectent au contraire la forme des muscles des réservoirs. Tandis que la membrane celluleuse devient très lâche et pour ainsi dire séreuse (il est facile de séparer l'aorte des tissus ambiants), l'endartère acquiert une densité plus considérable. Si on argente cette dernière membrane après avoir enlevé l'endothélium, on obtient un système de figures étoilées placées sur différents plans. Ces figures répondent à des cellules à longs prolongements analogues aux cellules plates du tissu conjonctif. Si on ajoute un peu d'acide oxalique ou de picrocarminate d'ammoniaque, on voit apparaître au centre de la cellule un noyau plus ou moins allongé.

Le réseau (réseau de Langhans) formé par l'union des prolongements de ces cellules ne constitue pas, ainsi que le pensait Virchow, un système de canaux du suc. En effet M. Renaut[1] a montré qu'en traitant des lames de l'aorte par le picrocarmin, on pouvait voir les noyaux des cellules du réseau de Langhans enveloppées par un fuseau de substance protoplasmique, comme cela existe dans les fibres musculaires lisses. Ce fuseau protoplasmique est souvent rempli par des granulations brunes. Sous

[1] J. Renaut, *Cours d'Anatomie générale de la Faculté de médecine de Lyon*, 6 avril 1876.

l'influence de l'inflammation, ces cellules, au lieu de se comporter comme celles du tissu connectif, c'est-à-dire de revenir à leur état embryonnaire, deviennent granulo-graisseuses comme les muscles. De plus, à l'aide de l'éosine primerose, il a été possible de constater dans ces éléments la présence de stries longitudinales. D'après cet ensemble de faits M. Renaut croit pouvoir regarder ces cellules comme très analogues aux éléments cellulaires lisses.

Nous avons dès à présent une idée à peu près exacte de la disposition du tissu connectif dans les tubes qui servent à contenir et distribuer le sang. L'étude qui précède a, nous le verrons tout à l'heure, une grande importance, car le cœur n'est pas autre chose qu'un vaisseau doublé d'un muscle de surcroît.

Tissu connectif d'un réservoir contractile. — Nous passerons sans insister sur cette question, car son étude n'apporte aucun fait utile à signaler relativement au sujet que nous traitons. Nous dirons cependant que dans les réservoirs contractiles, ce tissu connectif présente une disposition bien différente de celle que nous avons appris à connaître par l'examen des rapports de ce dernier avec les muscles rectilignes et ceux qui constituent la couche contractile dans les parois des tubes qui servent soit à la digestion, soit à l'irrigation.

Au lieu de nous trouver en présence d'une véritable séreuse cloisonnée, nous n'avons plus devant les yeux qu'une sorte de membrane formée par l'intrication de fibres connectives minces se croisant dans tous les sens et par de nombreux réseaux élastiques; en un mot, le tissu connectif tend à devenir homogène. Dans son sein, la gaîne rameuse périvasculaire perd son caractère de fine gaze ; elle ne forme plus la gaîne délicate, véritable dentelle de cellules connectives, dans les mailles de laquelle les globules de lymphe effectuaient sans entraves leurs migrations.

Et d'ailleurs à quoi servirait-t-elle ? Ici encore nous voyons se manifester cette loi qui est universelle, la loi d'adaptation des éléments anatomiques, des organes, à la fonction qu'ils doivent remplir. Le rôle des réservoirs contractiles est par-dessus tout passif ; leur contractilité s'opère lentement et n'est mise en jeu qu'à de rares intervalles, les échanges y sont donc peu nombreux et par conséquent les grandes voies de circulation lymphatique inutiles.

Mais si à côté de ces derniers nous considérons un organe qui n'a pour ainsi dire presque jamais de repos, dont chaque contraction représente un travail mécanique énorme, dont le fonctionnement réclame sans cesse et en grande quantité des matériaux de combustion, tandis que d'un autre côté il lui faut se débarrasser de ses déchets, nous voyons les voies d'apport se multiplier et se modifier de façon à aller distribuer abondamment les produits nécesaires à chaque élément qui travaille, et les voies de déversement s'ouvrir larges et faciles dans tous les points.

Avant d'aborder la description du tissu connectif du cœur, nous avons cru devoir généraliser la question ; qu'on ne nous le reproche pas, cette manière de faire nous a paru être utile, car elle nous permettra de comprendre maintenant bien des faits qu'il nous eût été difficile de saisir.

Nous ne nous sommes pas dissimulé les difficultés que nous devions rencontrer dans l'étude et l'exposé de cette partie du sujet que nous traitons ; nous savons que les idées que nous allons exposer trouveront des incrédules, peut-être même des adversaires de parti pris. Nous nous estimerons largement récompensé de notre travail, si ceux qui doutent ou nous combattent veulent bien mettre en pratique les procédés de préparation et les méthodes que nous avons indiqués. Tous les faits que nous avançons ont été vus, et du reste les préparations microscopiques nécessitées par cette étude font partie de la collection du laboratoire d'anatomie générale de Lyon, où elles peuvent être consultées ; toutes les pièces qui servent d'appui à la description qui va suivre ont été examinées et discutées avec le plus grand soin par M. le professeur Renaut.

Le cœur bat entre deux séreuses, le péricarde et l'endocarde ; pour ce qui regarde ces derniers, nous laisserons de côté toute étude détaillée. Nous nous contenterons de les examiner d'une manière superficielle, car ils n'ont, au point de vue de leur structure propre, que des rapports très éloignés avec notre sujet. D'une manière générale la constitution anatomique de l'endocarde se rapproche assez de celle d'une veine ordinaire, et si nous voulons bien nous rappeler que dans quelques-uns de ces vaisseaux qui sont situés immédiatement sous la peau, la saphène par exemple, il se trouve en certains points dans la membrane cellulaire de véritables muscles de surcroît, nous verrons qu'entre elles et le cœur il y a une grande analogie. En effet, sous l'endocarde proprement dit, c'est-à-dire entre le myocarde et lui, il existe une couche connective qui rappelle très bien la membrane cellulaire; de plus, dans cette couche on rencontre, selon l'animal que l'on examine, des réseaux particuliers de fibres musculaires.

Le réseau auquel nous venons de faire allusion est connu depuis 1845; c'est à Purkinje qu'on en doit la découverte. Notre intention n'est pas de donner une description complète des fibres de Purkinje, leur nature et leur description sont suffisamment connues depuis les travaux de Lenhert[1] et de Ranvier[2], pour que nous puissions nous borner à donner seulement un résumé rapide des idées acceptées aujourd'hui à leur sujet.

Nous insisterons seulement sur un point jusqu'à présent peu éclairé, la disposition du tissu connectif sous-endocardique autour de cette sorte de chaîne cardiaque rudimentaire; cette disposition une fois connue, il nous sera facile de la suivre pour ainsi dire pas à pas le long des fibres du cœur, c'est-à-dire dans l'organe entier.

Fibres de Purkinje. — On sait que les cellules musculo-formatives, soit qu'elles doivent donner naissance à des fibres musculaires lisses ou à des fibres musculaires striées, se divisent en deux zones, une musculaire, l'autre protoplasmique. — La zone musculaire est une véritable élaboration du protoplasma. — Dans les fibres musculaires striées, la zone musculaire est refoulée d'un côté de la cellule, tandis que le protoplasma et le noyau qu'il entoure occupent l'autre côté. Les cylindres primitifs sont parallèles entre eux et s'étendent d'une extrémité à l'autre de l'élément. A mesure que la cellule musculo-formative

[1] **Lenhert**, *Ueber Purkinje'schen Fæden*, *Arch. f. mikr. Anat.*, 1868, p. 28.

[2] **Ranvier**, *Traité technique d'histologie. Leçons du Collège de France.*

tend à devenir une fibre musculaire complète, les cylindres primitifs augmentent de nombre, et peu à peu le protoplasma diminue jusqu'à ne plus former de masse distincte, pendant que le noyau se trouve refoulé tout à fait sur un des bords de la cellule.

Dans les fibres musculaires lisses le noyau reste central et est enveloppé par un fuseau protoplasmique qui diminue à mesure qu'augmente le nombre des cylindres primitifs refoulés au début tout au pourtour de la cellule. Nous allons voir, par l'examen même des cellules de Purkinje, que le développement des cellules musculaires cardiaques tient à la fois de celui des fibres musculaires striées et de celui des fibres musculaires lisses.

Chez certains animaux, le mouton, le bœuf, le cheval, le porc (Purkinje), le chien, le chat, le porc-épic, la martre, la poule (Aeby), l'oie, le pigeon (Obermeier), la chèvre (Ranvier), les gallinacés du genre alector (Milne-Edwards), on trouve sous l'endocarde un réseau particulier que Purkinje prit tout d'abord pour un plexus nerveux. Des recherches faites par Purkinje lui-même, et par un grand nombre d'histologistes ensuite, ont démontré la nature musculaire de ces fibres, qui du reste, ainsi que nous l'avons déjà dit, sont très-bien connues aujourd'hui. Lorsqu'on examine le réseau qu'elles forment, il se montre sous l'apparence de filaments gris perle dessinant une sorte de mosaïque qui ressemble assez bien à un plexus nerveux. Si, après avoir enlevé un fragment d'endocarde, suivant le procédé indiqué par M. le professeur Ranvier[1], on le colore avec le picro-carminate

[1] Ranvier, *Traité technique d'histol.*, p. 534.

d'ammoniaque, on voit que le réseau est formé de fibres constituées par des éléments cellulaires distincts soudés comme des épithéliums.

En effet, sur des préparations imprégnées au nitrate d'argent on aperçoit un trait noir intercellulaire. Dans l'intérieur de chaque cellule on trouve un ou deux noyaux vésiculeux, entourés par une sphère de protoplasma granuleux assez fréquemment pigmenté. Tout autour de chaque cellule on observe une striation longitudinale et concentrique qui devient de moins en moins accusée à mesure qu'on s'éloigne des bords de la cellule. Au niveau des points où les cellules sont unies les unes aux autres, la striation est plus épaisse. Lorsqu'on l'examine avec un grossissement un peu fort, il est facile de voir que chacune des fibrilles primitives est striée en travers comme celle des muscles volontaires.

Ainsi les cellules de Purkinje ne sont donc pas autre chose que des cellules musculo-formatives dans le centre desquelles se trouve le protoplasma avec le ou les noyaux, tandis que tout autour se sont rangées les fibrilles. Si on compare un de ces éléments avec une cellule du muscle biceps, par exemple, on reconnaît qu'entre eux la différence est la suivante : dans la cellule du biceps la zone protoplasmique et la zone musculaire occupent chacune un pôle opposé pour ainsi dire, tandis que dans la cellule de Purkinje le noyau et le protoplasma sont entourés par une sorte de coque de fibrilles striées ; on peut comparer assez exactement cette dernière à un écheveau de fil enveloppant de toutes parts le protoplasma et les noyaux.

Dans les réseaux de Purkinje, les cellules qui les constituent deviennent de plus en plus allongées pendant que la zone musculaire devient plus épaisse ; bientôt elles sont tout à fait striées et le protoplasma, au lieu de former la partie principale de la cellule, s'allonge en un mince fuseau renflé à son milieu, c'est-à-dire dans le point où il entoure le noyau.

L'allongement du protoplasma est une conséquence de l'allongement de la cellule elle-même ainsi que du redressement des cylindres primitifs, qui de courbes qu'ils étaient tendent progressivement à devenir rectilignes. Ces derniers ont dans ce cas à leur extrémité un aspect froncé. La cellule ainsi modifiée se joint à une autre, qui l'est un peu plus, jusqu'à ce qu'enfin le type des cellules qui constituent le muscle cardiaque soit atteint.

Il ne faudrait pas croire que les fibres de Purkinje soient toutes appliquées sur la face interne des cavités cardiaques, elle s'en détachent fréquemment pour constituer de véritables cordages allant par exemple d'une paroi ventriculaire à l'autre. Le fait du reste a été cité par plusieurs auteurs, et entre autres, par Schweigger-Seidel. Dans des recherches que nous avons entreprises sur ce point nous avons rencontré la disposition que nous venons de signaler. Sur un cœur de mouton nous avons détaché un filament long de plus de deux centimètres, traversant le ventricule gauche ; au centre même de ce filament et dans toute sa longueur se voit une fibre de Purkinje, constituée dans la partie moyenne du filament par une seule rangée de cellules, tandis qu'aux deux extrémités la fibre est constituée sur une certaine longueur, par un groupement de cellules rendues polygonales par pression réciproque.

Sur un autre cœur appartenant également à un mouton nous avons examiné un cordage constituant une des mailles qui font ressembler la pointe des ventricules à une sorte d'éponge.

Dans son milieu le cordage se bifurque et envoie un prolongement tendiniforme qui va se fixer à la face interne du cœur. Cette sorte d'étoile à trois branches, une fois détachée, colorée au picro-carmin et montée dans la glycérine, nous a permis d'observer l'anastomose de deux fibres de Purkinje. La figure 4, pl. I, donnera une idée assez exacte de ce que nous avons constaté.

Nous reviendrons d'ailleurs sur cette disposition un peu plus loin.

Étudions maintenant les rapports d'une traînée de Purkinje, c'est-à-dire du type en quelque sorte embryonnaire et simplifié, du réseau musculaire cardiaque, avec le tissu conjonctif. Chaque cellule de Purkinje représente, nous l'avons fait voir, un segment d'Éberth et, comme chacune d'elles est aussi composée par une série de cylindres primitifs enveloppant la masse cellulaire comme d'une écorce contractile, nous pouvons considérer chaque segment compris entre deux traits scalariformes d'une part, et de l'autre chaque cellule de Purkinje comme l'analogue d'un faisceau musculaire primitif du gastrocnémien de la grenouille et du biceps.

Il est de toute évidence que dans les traînées de Purkinje il n'existe point autour de chaque cellule de production secondaire analogue à l'enveloppe sarcolemmique des faisceaux primitifs ordinaires. En effet, ces cellules sont toutes soudées à la manière des épithéliums, et de tous côtés, par un trait de ciment que l'imprégnation d'argent marque en noir. C'est ce trait de ciment qui, au moment du passage des fibres de Purkinje à l'état de fibres cardiaques proprement dites, se transforme en trait scalariforme. Le sarcolemme, à proprement parler, n'existe donc pas au pourtour des fibres cardiaques. Ces fibres sont néanmoins réunies par fascicules à l'aide d'une disposition particulière du tissu connectif. L'étoffe de ce tissu fasciculant, qui jusqu'ici n'a pas, croyons-nous, suffisamment attiré l'attention des observateurs, se trouve dans sa plus grande simplicité au pourtour des traînées de Purkinje du cœur de mouton.

Nous avons dit que la traînée de Purkinje peut être considérée comme un ensemble de faisceaux cardiaques primitifs représentés chacun par une cellule et réunis pour former un faisceau secondaire. Au pourtour de ce faisceau existe une enveloppe connective spéciale que M. Ranvier a signalée pour la première fois et qui est formée par des fibres connectives parallèles entre elles et à la direction de la traînée. Mais ce qu'il y a ici de particulièrement intéressant, c'est que les faisceaux connectifs ne sont pas à ce niveau fondus en une membrane continue. Ils n'ont pas, pour prendre un exemple, la disposition du faisceau connectif du ligament suspenseur du foie du lapin, qui sont, ainsi que l'a montré M. Ranvier réunis les uns autres par une substance homogène. L'enveloppe des traînées de Purkinje est donc *fenêtrée,* en ce sens que les faisceaux connectifs qui la composent peuvent être aisément écartés les uns des autres.

Les cellules migratrices peuvent donc facilement, par suite de cette disposition, atteindre les éléments contractiles en s'insinuant dans les interstices des faisceaux connectifs qui enveloppent ces derniers. Il s'agit néanmoins ici d'un organe de soutien formé par une adaptation de tissu connectif.

Quand on fait une argentation forte de l'endocarde, on voit, après avoir chassé l'endothélium au pinceau et monté la pièce dans le baume, la disposition exacte des cellules fixes de la gaîne des fibres de Purkinje. Ces cellules sont disposées à plat à la surface de la traînée. Elles sont nombreuses et réservées en blanc par l'argent, elles montrent nettement la disposition de leurs prolongements protoplasmiques. Ces prolongements sont unis les uns avec les autres exactement, à la façon des expansions en ailes des cellules fixes du tissu fibreux des tendons. De la sorte, la traînée entière est environnée d'un réseau protoplasmique qui l'enveloppe comme le ferait un filet. De plus les cellules sont ordonnées par rapport à la direction des fibres connectives qui les supportent. Il s'agit ici non pas d'un tissu connectif lâche, mais bien d'un cas particulier de tissu connectif modelé. Mais nulle part la couche cellulaire que nous décrivons ne prend l'apparence d'un endothélium vrai. Il existe toujours entre les cellules des points qui ne sont pas garnis par leurs expansions et au niveau desquels la substance fondamentale du tissu apparaît colorée en brun plus ou moins foncé.

Sur les grosses traînées de Purkinje, la gaîne présente deux ou trois couches superposées de cellules fixes rameuses disposées en couches planiformes. Mais les expansions des cellules de la couche qui est la plus superficielle, par exemple, vont fréquemment gagner leurs similaires d'une couche plus profonde. Ainsi se trouve justifiée cette assertion que le tissu fasciculant qui formait la gaîne des traînées de Purkinje est constitué d'une façon tout à fait analogue au tissu fibreux des tendons. Lorsque la traînée de Purkinje se transforme en un réseau ordinaire de fibres musculaires cardiaques, les éléments contractiles se dissocient les uns d'avec les autres ; au lieu d'être adjacentes par toutes leurs faces et soudés suivant ces dernières par des traits de ciment, il existe entre eux des intervalles ; la gaîne fasciculante s'écarte alors à la manière d'un entonnoir. En s'écartant, les fibres qui la composent élargissent considérablement les espaces poreux qui existaient primitivement, et les cellules fixes deviennent aussi de moins en moins rapprochées, mais continuent à rester étalées à la surface des faisceaux secondaires dissociés. Ainsi trois par trois, cinq par cinq, etc., les cellules cardiaques disposées en chaînes ramifiées sont enveloppées comme par un filet de tissu connectif qui constitue leur tissu fasciculant et qui remplace ici le sarcolemme absent. Mais on comprend, par ce qui vient d'être dit, la différence existant entre le sarcolemme et la production connective qui nous occupe.

Sur les coupes du myocarde faites dans une direction exactement perpendiculaire à la direction générale des axes des cellules cardiaques au point donné, l'on voit la coupe des réseaux connectifs fenêtrés *fasciculants* former des cercles autour des groupes de fibres cardiaques qu'ils enveloppent. Ces gaînes s'adossent deux par deux, trois par trois, pour former des espaces au centre desquels ordinairement l'on voit se poursuivre les vaisseaux de distribution. Les cellules fixes intéressées par la coupe, se montrent sur ces points plus ou moins sensiblement ordonnées par rapport au tissu connectif, c'est ce qui a conduit à les considérer comme appartenant à un endothélium vrai. Mais nous venons de montrer qu'il n'en est rien, et nous insisterons ailleurs suffisamment sur ce point pour nous abstenir d'expliquer ici la cause d'erreur résultant, dans les préparations argentées, de l'imprégnation des traits scalariformes des plans musculaires adjacents aux fentes de Henle.

Un fait très intéressant, et sur lequel nous devons insister ici, c'est que sur certains points, dans l'endocarde du mouton, nous voyons une traînée de Purkinje quitter le plan musculaire pariétal pour s'avancer dans l'épaisseur des cordelettes tendiniformes qui réticulent la paroi interne des ventricules. A ce niveau, la traînée de Purkinje est entourée par une gaîne colossale de tissu fasciculant; cette gaîne est formée de faisceaux connectifs parallèles entre eux et serrés les uns contre les autres de manière à reproduire exactement le type d'un tendon minuscule. Les cordelettes tendineuses que nous venons de décrire sont donc uniquement formées par une modification spéciale du tissu fasciculant du myocarde, le rôle joué par ce dernier dans la constitution de la charpente de l'organe est tout à fait évident. De plus, quand ce tendon se bifurque, on voit (pl. I, fig. 4) la traînée de Purkinje qu'il renferme en son milieu subir aussi une bifurcation en Y.

En ce qui concerne les éléments musculaires de la traînée, cette bifurcation se fait exactement de la même façon que dans les fibres de Purkinje étalées en couches planiformes sous l'endocarde. Nous voyons de la sorte qu'un grand nombre des petites cordelettes, tendues comme des fils d'un point à l'autre de la paroi des cavités cardiaques et souvent réticulées à la façon des mailles d'un filet, renferment un système de tenseurs actifs qui, chez le mouton, sont représentés par des traînées de Purkinje, comme certains auteurs l'avaient du reste signalé sans y insister davantage.

Chez l'homme, où les fibres de Purkinje n'existent pas, on rencontre assez fréquemment, au centre des petits tendons qui nous occupent, des fibres musculaires formées de segments de Weismann disposés en séries axiales et soudés entre eux par des traits d'Eberth (Renaut).

Avant nous cependant, aucun auteur n'avait insisté sur la disposition exacte de ces fibres contractiles au sein du tissu fibreux des tendons filiformes et, de plus, on n'avait pas encore, croyons-nous, rapporté cette disposition à sa véritable signification morphologique. Nous pensons, en terminant, devoir insister de nouveau sur ce fait, que les tendons qui réticulent la face interne des cavités cardiaques ou qui se poursuivent au sommet des muscles papillaires pour s'insérer sur les valvules, ne sont autre chose qu'un prolongement du tissu fasciculant du cœur, renforcé et densifié pour exécuter une fonction spéciale, sans que le type fondamental soit sensiblement changé.

De plus l'existence de tenseurs actifs doit apporter un élément nouveau aux notions anatomiques que l'on peut utiliser pour expliquer le mécanisme de la contraction cardiaque. Il est clair que dans ces points où le système précité est quelque peu développé, une altération survenue dans la nutrition de l'axe contractile des tendons filiformes pourra rendre ce dernier inerte et conséquemment diminuer, sur ce point, ou abolir l'un des éléments de la contraction cardiaque considérée dans son entier.

Il est bien évident qu'ici nous n'entendons pas affirmer que tous les petits tendons de la face interne du cœur sont chacun munis d'un axe contractile : sur beaucoup d'entre eux cet axe disparaît et le tendon cesse par conséquent d'être un tenseur actif de la paroi; mais la disposition qui vient d'être décrite est assez intéressante au point de vue de l'anatomie générale pour qu'on nous pardonne, dans tous les cas, d'avoir tant insisté sur ce sujet.

Dans l'étude qui précède, nous avons vu comment se comporte le tissu connectif par rapport aux faisceaux secondaires du myocarde. Nous avons appris que ces gaînes fasciculantes étaient fenêtrées, c'est-à-dire composées de faisceaux fibreux minces dirigés dans le sens général des fibres musculaires, écartés les uns des autres, et supportant les cellules fixes connectives, à prolongements protoplasmiques anastomosés. De plus nous avons montré que par leur adossement ces gaînes, décrites pour la première fois par Henle, formaient des espaces au centre desquels étaient les vaisseaux de distribution.

Ces sortes de lacunes connectives affectent des formes plus on moins variées, mais qui, le plus ordinairement, ont sur une coupe transversale une configuration étoilée. Quel que soit le point du myocarde où l'on examine les gaînes fasciculantes et les fentes de Henle, on voit, contrairement à ce qu'on observe dans les muscles rectilignes à fibres striées, que le tissu connectif qui entre dans leur constitution ne présente de densification en aucun point. Examinons maintenant la façon dont se comporte le tissu connectif dans les faisceaux secondaires du myocarde enveloppés par les gaînes fasciculantes.

Sur une coupe transversale il est facile de voir que les coupes des fibres sont le plus généralement séparées les unes des autres par des espaces plus ou moins grands. Sur des préparations colorées soit avec le picro-carminate d'ammoniaque, soit avec l'hématoxyline, les cellules cardiaques se présentent avec leur noyau vivement coloré et entouré d'une aire granuleuse qui s'en distingue très nettement. De plus dans les intervalles qui séparent les uns des autres les éléments musculaires on remarque des cellules contenant elles aussi dans leur intérieur un noyau sur lequel la matière colorante a fait particulièrement élection. De ces cellules partent dans tous les sens des prolongements protoplastiques rameux qui, s'anastomosant avec d'autres prolongements émis par les cellules connectives voisines, constituent une sorte de filet tout à fait semblable à celui que nous avons vu autour des capillaires, ou étendu sur les faisceaux du tissu connectif lâche.

Nous allons voir maintenant que les lacunes décrites par Henle ne sont point de véritables canaux lymphatiques tapissés d'un endothélium continu, comme l'ont affirmé nombre d'auteurs. Ce sont des espaces formés par les mailles du tissu connectif lâche périvasculaire. En effet, quand on fait une injection interstitielle de nitrate d'argent par piqûre du myocarde, on développe ces espaces précités et la solution imprègne l'endothélium des veines à parois mince qui les traversent. Cet endothélium n'apparaît jamais festonné comme celui des lymphatiques.

Quand l'injection a été bien faite, surtout lorsque après la solution d'argent on a injecté de l'alcool absolu, en suivant le procédé appliqué par Malassez et de Sinéty à l'étude des lymphatiques des kystes ovariques, on voit au milieu de chaque lacune le vaisseau sanguin béant imprégné régulièrement. Mais il existe ici une cause d'erreur qui vraisemblablement a conduit Eberth et les observateurs qui l'ont suivi à admettre l'existence d'un endothélium pariétal tapissant les parois de la lacune. La solution d'argent diffuse et imprègne tout autour de la fente de Henle les plans musculaires cardiaques étalés en nappe au pourtour de cette dernière.

Les traits scalariformes d'Eberth se marquent de distance en distance et donnent lieu à l'apparition d'un système de lignes entrecoupées qui, à première vue, peut en imposer pour un endothélium. Mais sur des imprégnations bien faites et avec un grossissement suffisant, il est facile de rapporter cette apparence à sa véritable cause[1]. Nous admettons donc dès à présent que les fentes de Henle sont de simples espaces connectifs dépourvus de revêtement endothélial continu.

Quant à la couche de cellules qui tapissent les vaisseaux contenus dans les fentes, elle est formée exactement de la même façon que la couche périvasculaire qui entoure les capillaires des membranes séreuses, telles que le mésocolon transverse du cochon d'Inde ; ici encore il n'existe pas d'endothélium continu disposé comme un manchon à la surface externe des vaisseaux sanguins.

[1] J. Renaut, *Leçons d'anatomie générale à la Faculté de Médecine de Lyon*, 2 mars 1878.

Comme on le voit, nous considérons le muscle cardiaque comme plongé avec ses vaisseaux et ses nerfs dans un véritable bain de lymphe qui le pénètre de toutes parts. Schweigger-Seidel et Ranvier ont montré que des injections de bleu de Prusse soluble poussées dans le myocarde remplissaient rapidement les lymphatiques sous-péricardiques, et ils ont vu, en pratiquant des coupes sur des cœurs ainsi injectés, que les lacunes de Henle étaient distendues par la matière colorante. Ces faits démontraient clairement que les lymphatiques sont en communication directe et facile avec le tissu connectif lâche du cœur formant les gaînes fasciculantes.

Nous avons cherché à obtenir une démonstration plus complète encore et nous sommes arrivé à un résultat qui, nous l'espérons, nous permettra de considérer la question comme entièrement résolue. Voici comment nous avons opéré : après avoir rempli une grande seringue modèle de Pravaz, avec une solution tiède de gélatine de Paris, nous avons piqué la paroi ventriculaire d'un cœur de mouton récemment tué, puis nous avons poussé lentement l'injection. Pour que cette dernière n'éprouvât dans le myocarde que le moins de résistance possible à sa pénétration, nous avions plongé le cœur dans de l'eau à 38° centigrades. De cette façon nous avons réussi à remplir les lymphatiques sous-péricardiques, qui apparaïssaient sous la forme de petits cordons noueux et ramifiés.

L'opération une fois terminée, le cœur fut immédiatement plongé dans de l'alcool à 90° et laissé le temps nécessaire pour permettre à la solution de gélatine de se solidifier ; ceci fait, des fragments de myocarde d'un centimètre cube environ furent découpés dans la région injectée et placés pendant vingt-quatre heures dans l'alcool à 90°, puis dans la solution de gomme et enfin de nouveau dans l'alcool. Un grand nombre de coupes ont été faites sur ces fragments ainsi préparés et colorés au picro-carminate d'ammoniaque. Sur les préparations qui montraient les faisceaux secondaires sectionnés transversalement, voici ce que nous avons constaté (voyez fig. I, pl. II) : les lacunes de Henle sont remplies entièrement par une masse rose (on sait que le carmin possède la propriété de colorer ainsi la gélatine) homogène, enveloppant les vaisseaux et les nerfs contenus dans ces espaces.

Cette masse est traversée dans tous les sens par des filaments connectifs pâles et mêlés à des noyaux colorés en rose foncé ; elle s'infiltre dans l'épaisseur des faisceaux secondaires et va séparer les unes des autres les coupes des fibres, qui apparaissent sous la forme de disques orangés ayant à leur centre un point d'un rouge vif. Les noyaux des cellules connectives intrafasciculaires, plus vivement colorés que la masse à injection, tranchent nettement sur elle.

Ce n'est pas seulement dans les espaces intrafasciculaires que pénètre l'injection. Sous l'endocarde, au niveau des points où se rencontre un peu de graisse, les cellules adipeuses sont séparées par des traînées de gélatine colorée en rose homogène.

Ces faits démontrent clairement qu'il n'est pas un seul point du myocarde que la lymphe ne puisse aborder facilement, et que l'origine réelle et indiscutable maintenant des lymphatiques est bien dans le tissu connectif lâche qui unit et sépare non pas seulement les segments musculaires du cœur, mais aussi les éléments anatomiques différenciés des autres organes.

Lorsque nous avons entrepris ce travail, notre intention n'était pas d'insister sur la disposition du système capillaire dans le myocarde, mais nous avons eu l'occasion de pratiquer dans le cœur exsangue d'un homme une injection vasculaire : on sait que ces injections présentent de sérieuses difficultés dans les cas ordinaires.

Nous avons opéré de la façon suivante : après avoir enlevé le cœur d'un supplicié (trois heures après l'exécution), nous avons, les veines efférentes et l'artère pulmonaire étant liées, fixé solidement l'aorte sur l'extrémité d'un tube de verre de 1m 50 environ de hauteur ; puis nous avons versé dans le tube une solution de bleu de Prusse, de manière à le remplir complètement, afin d'avoir une pression considérable, uniforme et sans secousses. Au bout de quelques instants, la colonne de matière à injection conservant son niveau, une ligature fut placée sur l'aorte, et le cœur plongé immédiatement dans de l'alcol à 36° de Cartier.

C'est sur ce cœur ainsi préparé et durci, suivant la méthode habituelle (gomme et alcool), que nous avons pu, à l'aide de coupes pratiquées parallèlement à la direction des faisceaux cardiaques, vérifier la description donnée par M. le professeur Ranvier[1].

« Le réseau capillaire est analogue dans sa disposition « générale avec celui des muscles striés ordinaires. Il « décrit des mailles allongées parallèles aux faisceaux « musculaires primitfs, réunies entre elles par des traits

[1] *Cours d'anatomie générale au Collège de France*, 26 avril 1876.

« d'anastomose qui donnent à chaque maille prise en par-
« ticulier l'aspect d'un parallélogramme ou d'un trapèze
« L'écartement des mailles est ici moindre que dans les
« muscles striés de la vie de relation ; les branches vas-
« culaires sont le plus souvent hélicines. »

Sur les préparations que nous avons faites, la disposition hélicine des branches vasculaires, signalée comme étant la plus fréquente par M. Ranvier, ne se montrait que rarement ; en examinant l'injection sur des coupes transversales, nous avons vu que chaque cellule cardiaque est enfermée pour ainsi dire dans un panier de capillaires dont la direction générale est parallèle à celle du faisceau ; des anastomoses transversales très nombreuses relient entre eux les capillaires. Les artérioles et les veinules pénètrent dans chaque faisceau perpendiculairement à la direction des fibres, puis s'épanouissent brusquement en un bouquet de capillaires coudés presque à angle droit et se dirigeant, en sens opposé, vers les extrémités du faisceau.

D'une manière générale, le réseau capillaire cardiaque, n'était la petitesse de ses mailles, ressemble beaucoup au réseau capillaire d'un muscle rouge ordinaire ; mais lorsque la comparaison est faite de plus près, on voit bien vite qu'il existe une différence capitale que nous nous étonnons de n'avoir pas encore vue signalée déjà. (Voyez fig. 1 et 2, pl. III). On sait en effet qu'une partie des anastomoses transversales qui unissent entre eux les capillaires longitudinaux des muscles rouges, présentent des dilatations ampullaires dans lesquelles, au moment de la contraction musculaire, le sang peut stagner comme dans des réservoirs. Ce ne sont pas seulement les capillaires qui présentent ces ampoules, on en voit aussi sur les veinules qui partent du réseau.

Rien de pareil n'existe dans le cœur, et cette disposition d'ailleurs y serait inutile. Claude Bernard a démontré que le sang qui s'échappe d'un muscle au repos est rouge, mais que, par contre, celui qui s'écoule après une contraction énergique et d'une certaine durée est noir. Ainsi donc, quand un muscle travaille, c'est-à-dire lorsqu'il se contracte, il prend au sang son oxygène ; mais nous savons qu'un muscle en état de contraction ne laisse pas pénétrer de sang dans son intérieur. Comment donc expliquer la durée quelquefois si considérable de la contraction ? Où le muscle peut-il se procurer l'oxygène nécessaire aux actions chimiques qui se passent dans sa substance ? La disposition que nous avons étudiée plus haut nous permet d'expliquer facilement les faits. A l'état de repos du muscle, les dilatations ampullaires sont remplies de sang artériel, et lorsque le muscle entre en contraction, cette dernière peut durer tant qu'il reste des provisions dans les réservoirs. S'il en était autrement (comme dans les muscles blancs du lapin, par exemple), la durée de chaque contraction serait diminuée afin de permettre que par le repos les capillaires se remplissent sang de artériel chargé d'apporter de nouveaux aliments au muscle.

Le cœur, se contractant d'une manière instantanée et rythmique, n'a que faire de réservoirs dans lesquels stagneraient des provisions de sang ; nous allons du reste voir plus loin comment s'accomplit la circulation dans les petits vaisseaux du muscle cardiaque, lorsque nous aurons montré de quelle manière la lymphe myocardique communique avec celle qui est contenue dans le péricarde.

Les faits que nous allons exposer ont été à peu près ignorés jusqu'ici, aussi insisterons-nous sur eux d'une façon toute particulière.

A la suite des travaux de Schweigger-Seidel et de Dogiel sur les centres phréniques, divers observateurs, et notamment Dibkowsky, cherchèrent dans l'épithélium du péricarde viscéral des communications entre la séreuse et le tissu connectif intermusculaire. De prétendus stomates ont été de la sorte décrits ; mais, de même que ceux indiqués par Schweigger-Seidel, dans son premier travail, à la surface du diaphragme, ces stomates ne sont rien autre chose que des accidents de préparation. Lorsque l'on a mal lavé la surface du péricarde avant de l'argenter, l'argent se réduit le long des lignes de ciment, d'une façon irrégulière ; à la place du trait interépithélial on voit une ligne grossière le long de laquelle sont de petits cercles dessinés en noir par le réactif. Ces cercles ne sont autre chose que des gouttelettes du liquide visqueux qui lubréfie la surface de la séreuse et autour desquelles s'est réduit le sel d'argent. Il serait erroné de prendre de pareilles images pour celles de stomates punctiformes.

M. le professeur Ranvier a du reste signalé explicitement cette cause d'erreur, et nous n'insisterons pas davantage à son sujet. Si l'on imprègne la surface du péricarde, après l'avoir soigneusement lavée par un courant d'eau distillée, si en un mot, l'opération de l'argentation a été faite avec soin et propreté, les traits interépithéliaux sont tous fins, nets, et l'on ne voit sur leur trajet aucune figure qui puisse conduire à la notion d'une ouverture d'un stomate préexistant.

De distance en distance cependant, dans les imprégnations les plus pures, on voit certaines cellules intercalées au milieu des autres, restées complètement transparentes, sur lesquelles l'argent s'est réduit de manière à leur donner une apparence granuleuse. Il est difficile de dire si ces cellules sont formées, ou non, d'un protoplasma plus perméable que ne l'est celui des cellules adjacentes; mais un fait absolument certain c'est que, chez les mammifères nos recherches ne nous ont permis de constater aucune solution de continuité intéressant d'une façon persistante la couche endothéliale de la séreuse et analogue aux fentes lymphatiques de la face péritonéale du diaphragme ou aux stomates de la membrane qui sépare la grande citerne rétro-péritonéale de la grenouille, de la cavité du péritoine de cet animal.

D'ailleurs ce que l'on sait de la migration des globules blancs, c'est-à-dire des éléments actifs de la lymphe, à travers la paroi des vaisseaux et à travers les lames séreuses tendues comme l'épiploon ou le méso-péricarde dans de grandes cavités lymphatiques, nous permet d'induire que l'endothélium est une barrière tout à fait insuffisante à empêcher la migration des globules blancs. La mince paroi protoplasmique constituée par l'étalement en nappe des cellules endothéliales n'est pas en effet une paroi solide; elle est au contraire molle comme le serait une couche minuscule de gélatine.

De même qu'il serait difficile de retrouver au microscope, dans une mince lamelle de colle de Flandre, le trou résultant d'une piqûre d'aiguille, de même le passage des globules blancs à travers un endothélium peut et doit ne laisser aucun trou appréciable dans la mince paroi gélatineuse perforée. Il peut exister des échanges incessants entre la lymphe contenue dans le tissu connectif du muscle cardiaque et la cavité péricardique, sans que pour ces échanges il soit besoin de voies préformées; c'est ce que va démontrer pleinement, pensons-nous, l'étude anatomique qui va suivre.

Ruisseaux lymphatiques. — Points poreux sous-péricardiques. — Si l'on imprègne fortement d'argent la surface du péricarde viscéral d'un cochon d'Inde et si, après avoir abandonné pendant une heure environ le cœur tout entier dans un grand cristallisoir rempli d'eau distillée, on traite légèrement la surface imprégnée par le pinceau, l'on met à nu le système des vaisseaux sanguins et lymphatiques sous-péricardiques. Une coupe parallèle à la surface et montée dans le baume de Canada montre alors au-dessous du péricarde un réseau extrêmement riche et compliqué de canaux circonscrivant des groupes de fibres musculaires étalées en surface.

Ces canaux sont simplement formés par une couche endothéliale présentant des cellules festonnées en forme de feuilles de chêne. Ils n'ont pas de paroi propre appréciable : ce sont de véritables *ruisseaux* ou *trajets lymphatiques sous-péricardiques.* Ils sont creusés comme des lacunes et se poursuivent dans les intervalles que laissent entre elles les masses musculaires cardiaques adjacentes. Ce sont ces canaux que l'on injecte aisément et régulièrement par piqûre dans un point quelconque du myocarde.

Lorsqu'on a fait une injection interstitielle de gélatine, on voit au-dessous du péricarde les mêmes trajets se développer sous forme de sinus à contours irréguliers limités seulement par la couche endothéliale et une mince bordure de fibres élastiques. A peine la paroi est-elle doublée d'un réseau lâche de faisceaux connectifs, de telle sorte que rien n'est plus facile que la pénétration des globules blancs dans les ruisseaux lymphatiques de la surface.

Mais il existe une autre disposition. Le plus ordinairement dans l'intervalle qui sépare les trajets lymphatiques les uns des autres, on remarque un ou plusieurs points que M. le professeur Renaut a appelés *points poreux*[1] et au niveau desquels les éléments figurés de la lymphe viennent s'accumuler, pour ainsi dire, de préférence et en grand nombre. Ces points poreux sont constitués comme il suit (Voy fig. II, pl. 2) :

Considérons une coupe faite normalement à la surface du péricarde, après argentation de la surface de ce dernier. Du côté de la séreuse, une ligne noire marque l'endothélium. Au-dessous de cet endothélium on voit la coupe de la membrane fibreuse péricardique, dont les faisceaux sont nattés de diverses façons et se présentent en sections longitudinales obliques ou transversales. Le tissu connectif de la membrane fibreuse se dissocie dans la profondeur pour fournir les éléments du tissu fasciculant du myocarde au point donné. Sur toute la surface du point poreux (surface qui peut atteindre un quart de millimètre ou un demi-millimètre) on voit les intervalles des faisceaux connectifs occupés par une multitude de cellules lymphatiques qui s'insinuent dans tous les interstices et qui, se plaçant à la file ou par groupes, atteignent par un

[1] J. Renaut, *Cours d'Anatomie générale de la Faculté de médecine de Lyon*, 2 mars 1878.

trajet sinueux la surface de la membrane fibreuse enveloppante du cœur.

On voit ainsi que les cellules lymphatiques, pour émigrer du tissu du myocarde dans les cavités séreuses ou pour suivre le trajet inverse, prennent des chemins différents. Il se pourrait notamment que les points poreux fussent la voie suivie par les cellules lymphatiques contenues par la cavité du péricarde pour pénétrer dans le tissu interstitiel du cœur et que les cellules de la lymphe qui ont accompli dans l'intérieur du tissu myocardique leur cycle physiologique prissent au contraire, une fois leur rôle terminé, la voie des lymphatiques canaliculés pour rentrer dans la circulation générale.

Il est bien entendu que ces vues sont hypothétiques ; ce qui ne l'est pas, c'est l'existence de la double voie constituée par les points poreux et la présence des ruisseaux lymphatiques sous-péricardiques. Mais la supposition que nous formulons et qui a uniquement pour point de départ des faits observés, peut être proposée jusqu'à ce qu'on trouve une autre hypothèse préférable à lui substituer.

La richesse des voies lymphatiques qui permettent une communication constante entre les séreuses et les absorbants d'une part et le tissu connectif du muscle cardiaque de l'autre, se conçoit du reste facilement. M. Ranvier a fait observer avec raison que le tissu connectif du cœur peut être considéré comme une éponge lymphatique. Dans cet organe contractile qui travaille constamment, sans intervalles de repos pour ainsi dire suffisants, les voies d'excrétion doivent être en effet larges et béantes, afin d'obvier aux besoins de sa réparation organique. Examinons la question de plus près et voyons comment le cœur, après avoir fonctionné, peut jeter dans les vaisseaux efférents, comme dans un égout, les produits usés que son fonctionnement a créés, ainsi qu'il arrive dans tout muscle qui se contracte.

Pendant la systole, le tissu musculaire cardiaque revient sur lui-même, il exprime en quelque sorte les produits de sa désassimilation. Ces derniers tombent dans le tissu connectif intermusculaire et peuvent gagner sous haute pression les lacunes de Henle formées de tissu connectif lâche et au milieu desquelles marchent les vaisseaux veineux. Ces vaisseaux veineux sont, on le sait, extrêmement minces, leur paroi est si peu résistante qu'une injection interstitielle les crève ordinairement (Ranvier) ; ils pourraient donc être la voie d'excrétion des produits de désassimilation s'ils étaient béants au moment de la systole. Mais ils ne le sont pas ; le cœur, en se contractant, les aplatit et les accole face pour face. Les produits d'excrétion n'ont donc à ce moment d'autre voie que le système des lacunes connectives et que celui de points poreux.

Probablement aussi les vaisseaux lymphatiques sous-péricardiques, soutenus par la membrane fibreuse de la séreuse et dont les parois sont fenêtrées comme celles de tous les lymphatiques analogues, peuvent-ils recevoir les produits de la déssasimilation et les entraîner. Mais on voit que pendant la systole, à cause même de l'effacement des vaisseaux sanguins absorbants corrélatif à cette dernière, la voie d'excrétion consiste pour le cœur, exclusivement dans les lymphatiques.

Dans la diastole au contraire, le cœur est relâché, les veines reprennent leur calibre : soutenues par le tissu connectif des lacunes de Henle, auquel elles adhèrent, elles prennent tout leur développement et peuvent pendant ce court instant de repos, servir de voies d'excrétion pour les matériaux usés provenant de la contraction cardiaque, matériaux parmi lesquels, point important, il convient de signaler un *acide libre*, l'acide sarcolactique.

Les voies d'excrétion sont donc à la fois doubles dans le cœur et, suivant qu'on considère ce dernier en systole ou en diastole, ces voies sont de préférence, dans le premier cas les voies lymphatiques, dans le second les voies veineuses. Ainsi, non seulement le système compliqué des vaisseaux lymphatiques sous-péricardiques, mais encore la cavité séreuse du péricarde elle-même, peuvent être considérés comme formant au cœur en systole et suivant l'expression pittorresque de M. le professeur Ranvier, une sorte d'égout collecteur. Il n'est pas indifférent du reste que les conditions qui permettent au cœur de se débarrasser facilement de la sorte soient troublées et supprimées ; le cœur par son fonctionnement engendre, nous l'avons vu, un acide libre. Or on sait l'action nuisible des acides sur la fibre musculaire cardiaque.

Ceci nous permet de poser dès maintenant en principe que l'œdème persistant du cœur deviendra un véritable poison du cœur. Nous développerons pleinement cette idée quand sera venu le moment de discuter les causes de la fragmentation du cœur en ses segments cellulaires.

CHAPITRE TROISIÈME

DU SEGMENT MUSCULAIRE CARDIAQUE EN PRÉSENCE DES INFLAMMATIONS

Les muscles participent aux phlegmasies des tissus qui leur sont adjacents. — Affirmation de Stokes au sujet du cœur. — Nécessité d'étudier le myocarde sous l'influence d'une inflammation aiguë, subaiguë, chronique.

Myocarde sous l'influence d'une inflammation aigue. — La dissociation en segments de Weismann. — Les noyaux ne présentent rien de particulier. La substance musculaire est profondément altérée (stéatose). — Description inexacte des auteurs au sujet de la dégénérescence graisseuse aiguë des fibres cardiaques. Examen d'un fragment de myocarde fixé dans sa forme par l'osmium. — Discussion : la graisse est contenue dans les *cylindres primitifs* (Renaut et Landouzy). — Nouvel examen des préparations de MM. Renaut et Landouzy. — La substance anisotrope seule est envahie par la graisse. — C'est dans le disque épais que débute la dégénérescence.

Dégénérescence pigmentaire. — Erreurs auxquelles elle a donné lieu. — Les granulations ambrées sont déposées dans les lignes longitudinales de ciment. — Nécessité de l'osmium pour le diagnostic anatomo-pathologique.

Dans l'inflammation suraiguë l'élément musculaire cardiaque n'est pas envahi mais étouffé par elle. — Comparaison avec la cirrhose du foie et la dégénération du segment périphérique d'un nerf sectionné.

Myocarde sous l'influence d'une inflammation subaigue. — Il y a myosite véritable. — La fibre revient à l'état embryonnaire. — Multiplication des noyaux. Fonte du ciment intercellulaire. — Cette sorte de myocardite reste ordinairement limitée.

Myocarde sous l'influence d'une inflammation chronique. — Fragmentation en segments cellulaires. — Précautions à prendre pour que la démonstration soit nette. — Granulations ambrées. — La fragmentation est généralisée. — Etat des noyaux. Leur volume. Leurs formes bizarres et irrégulières. — La striation est intacte.

La fragmentation du cœur en segments cellulaires est la lésion la plus commune du myocarde. — Elle s'accompagne souvent de la présence de granulations ambrées ; les granulations ambrées seraient le résultat d'une transformation de l'hémoglobine musculaire. — La désintégration se rencontre sans qu'il y ait lésion organique du cœur. — Désintégration chez les tuberculeux. — Observations. — La désintégration est une lésion à évolution très lente. Elle paraît être la cause de la rupture de la compensation dans les lésions mitrales. — Cirrhose cardiaque.

Mécanisme de la fragmentation du myocarde. — Œdème du cœur. — Conséquences de cet œdème. — L'œdème aigu ou expérimental ne paraît pas altérer le ciment intercellulaire. — D'autres causes non encore connues amènent la désintégration.

Nous allons maintenant étudier quelle est l'influence d'un certain nombre de lésions, dont le cœur peut être affecté, sur la nutrition et la constitution morphologique des éléments contractiles du myocarde. Nous avons vu que le cœur est un muscle qui bat entre deux séreuses. Nous avons insisté sur les connections du tissu conjonctif intramusculaire avec le péricarde et l'endocarde ; le moment est venu de décrire brièvement les lésions du muscle cardiaque consécutives à celles des membranes séreuses qui lui sont adjacentes.

Depuis les travaux d'Andral et de Gendrin, l'on sait qu'un plan musculaire adjacent à une membrane enflammée subit ordinairement une paralysie plus ou moins complète. Dans les angines, dans les laryngites, ce fait est devenu de connaissance vulgaire. Depuis, nombre d'auteurs, et parmi eux tout spécialement M. le professeur Gubler a fait voir que, dans ce cas, les muscles striés subissent des modifications profondes. Stokes affirma positivement que consécutivement à une péricardite ou à une endocardite, les fibres musculaires situées au-dessous de la séreuse enflammée participaient à la phlegmasie. Toute l'école histologique moderne a accepté et développé cette conception. L'on admet actuellement qu'au voisinage de la séreuse enflammée il se produit une véritable myocardite.

Les stades de cette myocardite sont caractérisées, d'après les auteurs classiques, par la tuméfaction trouble de l'élément musculaire, la division des noyaux, et enfin par la dégénérescence graisseuse de la substance contractile. Cette conception, si on la considère dans sa généralité, est absolument schématique, et il est nécessaire d'étudier de plus près ce qui se passe : 1° Dans les muscles adjacents à une inflammation suraiguë du péricarde ou de l'endocarde ; 2° ce qui survient à la suite d'une inflammation moins intense; 3° ce qu'on observe dans ces processus inflammatoires chroniques qui agissent très lentement par une série d'inflammations répétées légères et de faible durée, comme c'est le cas par exemple dans la série des manifestations cardiaques des rhumatismes articulaires à attaques répétées, mais de faible intensité.

Prenons d'abord le cœur d'un sujet qui a succombé à une péricardite exsudative intense. Le cas qui va nous servir de type est celui d'une péricardite datant de 5 jours, observée cliniquement à Lariboisière par M. le professeur Jaccoud, et dont l'examen anatomique a été fait par M. le professeur Renaut. Dans la séreuse enflammée et recouverte d'une fausse membrane molle, à peine vuscularisée, on voit les plans musculaires les plus externes présenter une coloration jaune. Si l'on essaye de dissocier des fragments du myocarde, on constate que, par la simple agitation dans le liquide additionnel, les fibres musculaires se résolvent pour ainsi dire en poussière. Si l'on a opéré avec précaution, en se contentant d'agiter le fragment dans le liquide sans le dilacérer avec des aiguilles, il est facile de montrer que chaque grain de poussière cardiaque ainsi obtenu est formé par un segment de Weismann.

Le cœur se résout donc en ses éléments cellulaires comme celui d'une tortue que l'on aurait traité pendant huit à dix jours par l'alcool au tiers. Si l'on colore ensuite ces segments à l'aide du picro-carminate d'ammoniaque, on voit qu'ils renferment chacun un ou deux noyaux dont la forme est peu différente de celle des noyaux des fibres musculaires saines. Il en existe un ou deux par segment, sans aucun indice de prolifération active. Mais la substance contractile est considérablement modifiée; on peut même dire qu'elle est détruite. Si avant d'opérer la dissociation l'on a fixé le fragment de myocarde dans sa forme par l'acide osmique, au bout d'un quart d'heure ou vingt minutes on reconnaît que chaque segment musculaire cardiaque est devenu noir comme du charbon. Examiné avec un fort grossissement, la substance contractile paraît chargée de granulations graisseuses. Ces granulations sont colorées par le réactif en noir foncé, exactement comme les globes de graisse contenue au centre des vésicules adipeuses. L'élément musculaire est donc frappé de *stéatose*, et nous avons à faire ici la dégénérescence graisseuse type telle que M. Ranvier l'a observée dans l'intoxication phosphorée par exemple.

Il importe d'insister un instant sur cette stéatose, car la plupart des auteurs qui se sont occupés de cette question nous paraissent en avoir donné une description assez inexacte. La plupart d'entre eux disent que, lorsque la dégénérescence graisseuse se produit sur un muscle et en particulier dans le cœur, les granulations graisseuses se montrent d'abord dans le fuseau protoplasmique périnucléaire, puis s'étendent de là dans les interstices des cylindres primitifs, c'est-à-dire en s'intercalant entre les éléments contractiles. Cette description est parfaitement exacte en ce qui concerne les fibres musculaires régulièrement graisseuses pendant l'hiver dans le gastro-cnémien ou le couturier de la grenouille. Mais ce n'est nullement de cette façon que s'opère la dégénérescence graisseuse aiguë des fibres cardiaques adjacentes à un péricarde enflammé d'une manière intense. Si l'on fait des coupes minces perpendiculaires à la direction des fibres cardiaques granulo-graisseuses fixées dans leur forme par l'osmium, on voit la coupe de chaque fibre se montrer avec un pourtour arrondi délicatement festonné. L'aire de cette section est remplie par la coupe des cylindres primitifs dessinant avec une régularité admirable et exactement de la même façon que dans l'état sain, ce que l'on appelle les champs de Cohnheim. Ceci revient à dire que tous les cylindres primitifs sont coupés en travers et que les espaces clairs que l'on remarque entre leur surface de section minuscule ne sont rien autre chose que les fentes qui séparent les cylindres primitifs et qui sont remplies par le protoplasma.

Si c'était effectivement au sein de ce dernier que se déposent les granulations graisseuses, les espaces intercalaires aux champs de Cohnheim se montreraient comme des points noirs et non pas comme des espaces clairs. La graisse n'est donc pas entre les cylindres primitifs. Si maintenant nous comparons une coupe transversale passant par un point du cœur relativement sain, à un autre de même épaisseur passant par un point stéatosé, nous constatons qu'à ce dernier niveau les espaces qui séparent les cylindres primitifs adjacents sont clairs ne contiennent pas de graisse, mais que chacun des champs de Cohnheim est marqué par un point noir. De cette première observation nous pouvons donc conclure déjà *que la graisse est contenue dans les cylindres primitifs eux-mêmes et nullement dans leurs espaces intercalaires*. Immédiatement une question vient à se présenter : quelle est la partie du segment contractile qui s'est transformée en graisse dans le muscle stéatosé? Est-ce la pièce de charpente (bande claire et disque mince) ou la pièce contractile (disque épais)?

Dans une première communication faite à la Société

de Biologie[1] en commun avec M. Landouzy, M. le professeur Renaut avait nettement affirmé les faits qui précèdent sans pouvoir aller plus loin et déterminer exactement quelle était, dans la stéatose, la pièce du segment musculaire contractile intéressée. Depuis lors, sur les mêmes préparations qui ont servi à la communication à laquelle nous venons de faire allusion, et très probablement sous l'influence d'une acidification lente qui s'est opérée dans le liquide additionnel, au bout de plusieurs mois nous avons pu constater nettement les faits suivants :

Les granulations graisseuses observées soit sur une coupe parallèle à la direction longitudinale des fibres cardiaques, soit sur ces dernières dissociées à l'aide des aiguilles, montrent les granulations graisseuses placées à la file dans la substance du cylindre musculaire primitif. A un faible grossissement, la striation transversale paraît granuleuse ; à la place de larges bandes sombres on voit des séries transversales et parallèles de gouttelettes graisseuses juxtaposées, toutes à peu près de même diamètre. Chaque ligne de granulations semble donc formée par une série de gouttes de graisse par le centre desquelles passerait une ligne droite ou légèrement onduleuse et qui seraient toutes tangentes entre elles. Chaque bande formée de goutelettes adjacentes les unes aux autres est séparée de celle qui précède et de celle qui suit par une bande claire. Il s'agit de savoir par quoi est constituée cette dernière ; or, il est question ici de la bande isotrope ou monoréfringente qui sépare les disques biré-

[1] Des conditions matérielles qui empêchent le cœur de se contracter dans l'asthénie cardiaque : MM. Renaut et Landouzy. *Société de Biologie*. Séance du 7 juillet 1877.

fringents, épais et minces, les uns des autres ; en l'examinant à la lumière polarisée, elle deviendra obscure lorsque les deux nicols seront croisés et le champ du microscope rendu de la sorte lui-même obscur.

C'est ce qui arrive en effet, et de plus on constate qu'en travers de la fibre musculaire stéatosée il n'existe plus aucune bande brillante traversant le muscle bord pour bord. Comme on sait d'autre part que les gouttelettes de graisse examinées individuellement dans une dissociation de muscle steatosé sont monoréfringentes, on doit expliquer comme suit ce fait que le fragment de muscle, examiné sous les nicols croisès, est entièrement noir, c'est-à-dire monoréfringent dans toutes ses parties. Les disques épais et les disques minces sont envahis par la graisse. La pièce de charpente constituée par la bande claire est respectée, donc la substance contractile proprement dite, et la substance anisotrope analogue dans son aspect optique, mais différente dans sa fonction, qui constitue le disque mince, c'est-à-dire la pièce élastique et la pièce contractile par excellence, se sont transformées en graisse et détruites.

A l'aide d'un bon objectif à immersion éclairé par la lumière jaune, qui exagère les effets de diffraction, l'on peut d'ailleurs, sans employer la lumière polarisée, constater, dans chaque cylindre primitif des fibres totalement altérées, les granulations graisseuses ordonnées de la manière suivante : une grosse granulation correspondant au disque épais devenu graisseux et formant un grain volumineux coloré en noir, une demi-bande claire, un petit grain graisseux arrondi correspondant au disque mince transformé en graisse, une demi-bande claire, et retour de la série.

Mais comment commence cette altération graisseuse ? Est-ce par les pièces contractiles, par le disque épais ou au contraire par le disque mince ? Dans les fibres qui commencent seulement à s'altérer, on voit les granulations disséminées au milieu de la substance contractile, qui, dans les points intercalaires, est encore striée en travers. Ces granulations sont grosses et paraissent correspondre aux disques épais, ce serait donc par la pièce contractile que commencerait l'altération graisseuse. Mais le fait important et capital sur lequel nous voulons insister et qui est clairement démontré par cette Étude, c'est que la substance anisotrope des disques épais et minces n'est pas étouffée par des granulations graisseuses se développant dans l'atmosphère protoplasmique des cylindres primitifs ; elle dégénère *in situ*. Les éléments actifs de la substance contractile sont de la sorte détruits et l'édifice compliqué de la striation transversale disparaît par la substitution de la graisse à la substance qui la compose.

Il est nécessaire de distinguer fondamentalement le processus que nous venons de décrire d'un autre qui le simule fréquemment et qui est ordinairement confondu avec lui par la plupart de ceux qui font des examens de myocarde malade. Nous voulons parler de la dégénérescence pigmentaire que l'on rencontre régulièrement dans les cœurs des vieillards, des alcooliques et même parfois dans certaines régions du myocarde d'individus jeunes. Cette lésion consiste en l'accumulation de *granulations ambrées* existant d'abord dans le fuseau protoplasmique périnucléaire, puis s'étendant lorsqu'elle est intense dans les intervalles des cylindres primitifs.

Ce sont ces granulations qui dans tous les cœurs asthéniques sont signalées par les médecins comme des granulations graisseuses ; comme la graisse, la substance qui les compose devient plus brillante et plus réfringente sous l'action des acides, mais si l'on a la précaution de traiter les fibres cardiaques par l'acide osmique à 1 p. 100 pendant quelques heures avant de les dissocier, l'on reconnaît que les granulations précitées ne sont jamais colorées en noir foncé à la manière de la graisse, et qu'elles restent ambrées. On ne les trouve jamais à la place des disques minces et des disques épais ; elles sont constamment intercalaires. Elles se disposent dans des lignes de ciment qui unissent longitudinalement les cylindres primitifs et parfois, dans un cas particulier que nous allons décrire plus loin, on les voit s'insinuer dans le trait scalariforme qui unit les segments cellulaires cardiaques successifs sans intéresser jamais, autant du moins que nous l'avons pu voir, la substance contractile de ces derniers.

Il est donc absolument nécessaire de distinguer soigneusement la dégénérescence pigmentaire que nous venons de décrire de la dégénération proprement dite, dont le siège et la signification pathologiques sont tout différents. Lorsque l'on voudra savoir si un muscle cardiaque est atteint de dégénération graisseuse, il sera donc nécessaire non seulement de le dissocier et de l'examiner à l'aide des réactifs employés ordinairement, mais il conviendra de plus de le soumettre à l'action de l'acide osmique qui, en pareil cas, peut seul nous donner des renseignements ayant quelque valeur. On évitera de la sorte de considérer, comme l'ont fait nombre d'auteurs, une simple pigmentation du myocarde comme une dégénération graisseuse de ce dernier. Si l'on se rapporte à la description que nous venons de donner des granulations ambrées, la distinction sera d'ailleurs toujours facile, tant à cause des différences optiques qui existent entre les granulations graisseuses vraies et les granulations ambrées, qu'à cause de l'élection histo-chimique résultant de l'emploi de l'osmium.

Il est maintenant nécessaire de nous demander quelle est la signification de la dégénérescence granulo-graisseuse que nous venons de décrire. Pourquoi un muscle cardiaque adjacent à un plan séreux atteint d'inflammation ne participe-t-il pas purement et simplement à cette dernière? pourquoi la propagation inflammatoire ne se fait-elle pas par simple continuité dans les deux tissus voisins l'un de l'autre? et comment se fait-il qu'à la place d'un processus actif comme l'est celui de l'inflammation, nous assistions à la mort rapide et totale de l'élément musculaire? C'est qu'il s'agit ici d'un élément anatomique hautement et profondément différencié pour sa fonction. De pareils éléments réagissent devant une inflammation intense d'une façon tout à fait particulière; ils n'y participent pas pour ainsi dire. Ils ne reviennent pas à l'état embryonnaire pour prendre part à la formation des néoplasmes inflammatoires; l'élément différencié se détruit en masse; il n'est pas envahi, mais étouffé par l'inflammation.

Ainsi se détruisent les éléments anatomiques des organes complexes qui viennent à être affectés de cirrhose, les cellules du foie par exemple; de même aussi les tubes nerveux atteints par l'inflammation adjacente se détruisent purement et simplement suivant un processus identique à celui qui accompagne la dégénération du segment périphérique d'un nerf sectionné. Il en est tout à fait de même en ce qui concerne les cellules musculaires du cœur ; l'édifice compliqué de leur striation disparaît, leurs disques anisotropes se transforment en graisse, le ciment qui soudait l'élément musculaire à ses voisins au niveau du trait scalariforme est dissous. Chaque cellule cardiaque intéressée par la dégénération cesse d'être solidaire de ses voisines pour participer à la constitution de la chaîne cardiaque.

Nous venons d'indiquer comment la cellule musculaire cardiaque réagit devant une inflammation aiguë et intense, nous avons vu que la vitalité de l'élément anatomique est dans ce cas véritablement étouffée. Nous allons actuellement voir comment se comporte la cellule musculaire cardiaque en présence d'une inflammation de moyenne intensité. C'est généralement au-dessous des plaques laiteuses peu épaisses que l'on trouve sous l'indocarde des plans musculaires ayant subi l'influence de l'inflammation subaiguë adjacente. Il ne s'agit plus ici de stéatose, mais bien d'une véritable myosite. Nous constatons ainsi que, si une inflammation intense telle qu'une péricardite arrivée en trois jours à son summum d'intensité tue net, pour ainsi dire, la cellule cardiaque sous-jacente, l'inflammation subaiguë agit autrement; elle enflamme véritablement la fibre, car elle la fait revenir à l'état embryonnaire.

Ce terme doit être expliqué : on sait que les éléments musculo-formatifs des muscles striés volontaires des membres offrent chez les larves d'amphibies la forme d'un cylindre ou d'une gouttière dont on aurait rapproché les bords jusqu'au contact. Dans ce cylindre ou dans cette gouttière existe un amas protoplasmique également cylindrique et au sein duquel sont plongés les noyaux. Cette colonne de protoplasma central contient de la substance glycogène, enfin à sa péripherie elle est entourée par la substance musculaire striée qui forme à l'élément embryonnaire, considéré dans son entier, comme une écorce contractile. Dans des anciennes endocardites les muscles réticulés du cœur présentent fréquemment cette apparence. Nous avons pu notamment observer sur des préparations qui nous ont été communiquées par M. le docteur Colrat, agrégé de la Faculté, avec une bienveillance dont nous ne saurions trop le remercier, les détails de cette myosite cardiaque jusqu'à présent peu connue et que nous n'avons vue jusqu'ici correctement figurée dans aucun des ouvrages classiques[1].

Les fibres musculaires forment encore des réseaux, mais elles sont devenues grêles ; leur écorce striée a subi pour ainsi dire un amaigrissement comparable à celui éprouvé par les fibres musculaires ordinaires dans l'atrophie progressive. L'axe de chaque fibre est occupé par un cylindre de protoplasma granuleux souvent semé de gouttelettes graisseuses et renfermant deux, trois noyaux, et même quelquefois davantage. Cependant la striation transversale est conservée, mais ordinairement aussi, les cellules cardiaques sont séparées les unes des autres au niveau des traits scalariformes. Ainsi les fibres muscu-

[1] Les préparations qui nous ont été communiquées par M. le docteur Colrat ont été faites dans le laboratoire d'anatomie pathologique de la Faculté, dirigé par M. le professeur Pierret.

laires en s'enflammant, ont subi deux modifications importantes, elles sont revenues à l'état d'éléments musculo-formatifs embryonnaires et ces éléments eux-mêmes ont récupéré leur individualité initiale en se séparant de leurs congénères au niveau des traits scalariformes.

Tels sont les caractères anatomiques de la véritable myosite cardiaque; on voit combien ils diffèrent de ceux affectés par la dégénérescence totale et graisseuse du segment musculaire contractile. Rarement, en dehors du cas particulier où le cœur est envahi par les néoplasies vraies, un sarcome ou un carcinome, par exemple on voit cette myosite se propager dans l'épaisseur même du muscle cardiaque. Elle reste plus ordinairement confinée sous l'endocarde ou sous le péricarde atteint d'une inflammation légère.

Mais il existe d'autres altérations nutritives dont l'importance est considérable bien que ces lésions aient été jusqu'à ces derniers temps complètement passées sous silence par les auteurs qui se sont succédé. Elles répondent au lésions du cœur devenu asthénique, et consistent principalement dans la fonte du ciment intercellulaire au niveau du trait scalariforme d'Eberth et en quelques autres modifications que nous allons maintenant décrire. Si, comme l'ont montré pour la première fois MM. Renaut et Landouzy, l'on considère le myocarde d'un individu atteint depuis longtemps d'une affection organique du cœur et qui a succombé à des accès répétés d'asystolie, l'on constate qu'il est impossible de dissocier ce myocarde, ordinairement d'une couleur jaunâtre ou feuille morte, en fibres musculaires arborisées. Sous l'influence de la dilacération par les aiguilles, quelque ménagée qu'elle soit, ou même par la simple agitation d'un fragment du cœur dans l'eau, on voit le myocarde se résoudre en segments cellulaires isolés. Nous sommes ici en présence d'une lésion particulière distincte à la fois des myosites et des dégénérescences graisseuses, auxquelles elle peut s'associer dans des cas particuliers, et que M. le professeur Renaut a appelée la *fragmentation du myocarde en segments cellulaires.*

Pour mettre cette altération hors de doute en tant que lésion, il convient de prendre certaines précautions indispensables. Il faut opérer principalement sur des cœurs recueillis au moment où la température n'est pas extrêmement élevée, en hiver par exemple. Il faut également prendre soin de fixer au préalable, exactement dans leur forme, les portions du muscle qu'on veut examiner ; pour cela l'on arrose la paroi interne du cœur avec une solution d'acide osmique à 1 p. 0/0, puis on achève le durcissement avec le même réactif. A l'aide de la pince et des ciseaux l'on enlève soigneusement l'endocarde et le plan musculaire le plus superficiel qui le double. On obtient de cette façon des préparations dans lesquelles l'influence mécanique des manipulations ne peut plus être incriminée, et on voit que le myocarde atteint de fragmentation est disposé de la manière suivante : toutes les traînées musculaires sont formées de segments cellulaires discontinus, séparés les uns des autres au niveau des traits scalariformes, et les lignes de ciment sont remplacées par de larges espaces clairs. Parfois il existe dans le fuseau protoplasmique périnucléaire, une accumulation plus ou moins considérable de granulations ambrées ; ces granulations pénètrent même quelquefois dans le trait scalariforme réduit à l'état d'espace clair comme si le ciment intercellulaire avait subi une altération analogue à celle trouvée dans le protoplasma, ou encore comme si l'espace résultant de la destruction du trait scalariforme avait été envahi par ces mêmes granulations ambrées.

A l'inverse de ce que l'on observe pour la myosite subaiguë, la fragmentation peut exister aussi bien dans la profondeur du myocarde qu'au voisinage des séreuses. On la rencontre dans les parois ventriculaires, dans les muscles papillaires, dans les parois des oreillettes, etc., c'est donc une lésion généralisée dans certains cas, disséminée dans certains autres, mais qui ne respecte aucun point de l'étendue du myocarde.

Lorsque la lésion qui nous occupe est à son début, l'on constate que les traits scalariformes d'Eberth, qui sur un cœur d'homme sain ne peuvent être mis en évidence qu'à l'aide de l'action prolongée des acides faibles, sont parfaitement distincts et comparables, par exemple, à ceux du cœur du chien macéré pendant 24 ou 48 heures, dans l'acide chromique au 10 000me. A ce moment, d'ordinaire, les cellules musculaires présentent une modification remarquable. L'on dirait qu'en se séparant les unes des autres elles ont repris pour ainsi dire, et sensiblement exalté, leur individualité propre. Leurs noyaux présentent en effet une curieuse modification de forme. Ils deviennent énormes. Les crêtes d'empreinte dues à la pression de leurs cylindres primitifs adjacents s'accusent au point de former de hauts reliefs; le nucléole simple ou double devient aussi beaucoup plus volumineux, et la forme même du noyau tend à devenir irrégulière; on dirait des noyaux bourgeonnants des cellules de la moelle des os, ou encore des noyaux à apparence bizarre de la cornée transparente de la grenouille.

Les formes multiples des noyaux cardiaques défient alors toute description, la plus commune est cependant celle en biscuit ou en haltères, mais on en voit aussi montrer des excroissances latérales, se brancher en T ou Y; enfin certains de ces noyaux se divisent véritablement, et on voit alors dans un même segment cardiaque, soit trois ou quatre noyaux, soit un ou plusieurs foyers de multiplication nucléaire évidente. Nous avons figuré (pl. III, fig. 3), quelques-unes de ces dispositions singulières.

Il résulte de ce qui précède que la vitalité des segments musculaires cardiaques séparés par la fragmentation est exaltée. Ces segments vivent pour ainsi dire chacun pour son propre compte, mais il ne s'agit ici ni d'une myosite ni d'une phénomène analogue à la désintégration granulo-graisseuse que nous avons décrite en premier lieu. En effet, nous n'observons pas comme dans l'inflammation la formation d'un grand cylindre protoplasmique central, ni la diminution de la substance musculaire striée autour de ce cylindre. La striation est au contraire parfaitement intacte, les seules modifications nutritives que l'on observe existent dans les noyaux et ne dépassent pas ordinairement ces derniers.

On conçoit qu'une pareille lésion qui détruit la continuité de la chaîne cardiaque peut, lorsqu'elle se généralise, compromettre à la fois l'énergie et la régularité de la systole. Nous savons en effet que toutes les fibres du cœur, en vertu même de leurs ramifications, sont solidaires entre elles et que la contraction cardiaque se fait par une seule secousse musculaire à laquelle prennent part toutes les fibres du myocarde. Aussi depuis le premier travail de MM. Renaut et Landouzy, a-t-on retrouvé la fragmentation du cœur en segments cellulaires dans tous les cas de maladie organique du cœur terminée par une asystolie prolongée. C'est même là la lésion la plus commune du myocarde; elle est alors conjuguée avec la pigmentation des fibres musculaires cardiaques par des granulations ambrées; elle correspond à l'état pâle, à la couleur feuille morte, à l'état flaccide de l'organe central de la circulation, tous rapportés régulièrement par les médecins depuis Stokes, à la dégénérescence granulo-graisseuse. Nous avons vu que dans la plupart des cas cette dégénérescence a été confondue avec la présence des granulations jaunes, qui donne au cœur asthénique sa couleur et dont l'origine doit être maintenant discutée.

MM. Cornil et Ranvier ont constaté que les granulations qui nous occupent existent en grande abondance dans les fibres musculaires quelconques des enfants morts-nés et surtout des fœtus qui sont restés longtemps après leur mort dans le sein de la mère dans les cas de grossesse extra-utérine. Ils ont considéré les granulations ambrées comme le résultat d'une transformation de l'hémoglobine musculaire. Si on appliquait cette conception d'ailleurs hypothétique à l'origine des granulations ambrées dans le cœur plus ou moins asthénique des vieillards, des alcooliques, etc., on concevrait comment une altération semblable devrait être surtout répandue dans le myocarde des individus atteints depuis longtemps d'une lésion d'orifice qui a entraîné à sa suite une foule d'irrégularités dans la nutrition et aussi dans le fonctionnement de la fibre cardiaque.

Il ne faut pas croire que la désintégration du cœur en ses segments cellulaires doive être considérée comme n'existant absolument que dans les cœurs asystoliques, et constituant la lésion typique dans ce cas particulier. Le seul fait qui est incontestable c'est que lorsque cette lésion est généralisée, les fonctions du myocarde, au point de vue de la contractilité, doivent subir une atteinte profonde. La lésion peut d'ailleurs exister sur des points limités chez des individus qui non seulement ne sont pas asystoliques, mais qui ne présentent aucune lésion organique du cœur.

Le fait le plus saisissant que nous ayons observé à cet égard c'est celui du cœur d'un supplicié parfaitement sain d'ailleurs au point de vue des lésions du péricarde et de l'endocarde, et qui présentait sur certains points du ventricule gauche des îlots de désintrégation tout à fait typiques. Comme le cœur a été pris à un moment où les muscles volontaires étaient encore contractiles et où tous les endothéliums des séreuses de l'individu pouvaient être argentées, et que le cœur a été fixé immédiatement dans sa forme par l'alcool à 36° de Cartier, il n'y a pas lieu de supposer ici de cause d'erreur provenant soit de l'action cadavérique, soit de celle du réactif.

D'un autre côté chez des tuberculeux avancés et mourant d'asphyxie lente ou de toute autre façon l'on rencontre fréquemment la désintégration du cœur par segments, plus ou moins généralisée. Chez ces mêmes individus, la terminaison se fait quelquefois par syncope suivie de mort et l'on peut constater alors une fragmentation par segments tout à fait considérable, en l'absence de lésions valvulaires.

Les deux observations que nous rapportons ci-dessous constituent deux bons exemples de la façon dont la mort survient dans ces cas. Il est bien évident qu'alors les lésions du myocarde avaient pris une importance telle que la contraction cardiaque ne pouvait plus s'exécuter régulièrement et que la moindre cause occasionnelle a donné lieu à une syncope par arrêt du cœur devenu asthénique.

Observation I. — *Phtisie pulmonaire chronique; — mort subite; — désintégration de la fibre musculaire du cœur*[1]. — Rosine V..., âgée de 15 ans, tisseuse, née à Lyon, entre dans la salle Sainte-Blandine, 46 (Hôpital de la Croix-Rousse), le 14 mai 1878.

La mère de la malade tousse actuellement, elle dépérit et crache du sang.

La maladie de Rosine V... a débuté il y a cinq mois, et dès le début elle a dû quitter son travail. Perte des forces, amaigrissement, anémie, pas d'appétit, diarrhée de temps en temps ; la toux est surtout violente la nuit, elle réveille la malade et s'accompagne d'une expectoration purulente souvent teintée de sang, et il y a de l'aphonie depuis le début.

La percussion du thorax donne une diminution de sonorité dans la moitié droite supérieure, surtout sous la clavicule. A gauche, la sonorité est à peu près normale.

A l'auscultation, on perçoit sous la clavicule droite, sur un espace assez restreint, du souffle caverneux avec gargouillement et résonnance intense de la voix.

A gauche, au même niveau, la respiration est rude.

En arrière des deux côtés, craquements disséminés dans les fosses sus et sous-épineuses.

Le cœur paraît sain, ne présente aucune irrégularité. Enfin les urines ne contiennent pas d'albumine.

Pas d'œdème des membres inférieurs.

13 juin. — La malade meurt subitement à cinq heures du soir.

[1] Vinay. Méd. des Hôp. *Lyon Médical*. 29 sept. 1878.

Son état général paraissait s'améliorer ; au surplus la journée s'était passée normalement, la malade s'était levée, avait pu sortir dans le jardin, et quand elle se coucha, rien ne faisait prévoir une terminaison si prompte. Il n'y eut ni souffrance, ni cri, ni convulsion.

Autopsie pratiquée le 15 juin à dix heures. Rigidité cadavérique. Pas de suffusions séreuses.

Poumons. — Le poumon droit présente vers le sommet une caverne de la grosseur d'une noix. Dans le reste de l'organisme, il y a de nombreux tubercules disséminés. La plèvre est épaissie dans toute l'étendue de ce poumon.

Le poumon gauche présente également une infiltration de tubercules de la grosseur d'un grain de millet. Mais cette infiltration est beaucoup plus discrète. En outre il n'y a pas d'inflammation du côté de la plèvre.

Cœur. — Paraît sain à l'œil nu, ni diminué ni augmenté de volume. Les artères coronaires sont saines, ne présentent pas de caillots.

Dans l'oreillette droite, gros caillot fibrineux non adhérent aux parois auriculaires. Dans le ventricule droit, caillot de la grosseur d'une plume, au niveau de l'infundibulum, se prolongeant en pointe dans l'artère pulmonaire et ses divisions. Le caillot est blanchâtre, non adhérent ; mais la fibrine est très condensée, on la divise avec peine.

Les orifices sont suffisants et non rétrécis.

Rien du côté de l'aorte.

Foie, rate, reins. — Absolument sains.

Cerveau. — Les méninges sont saines, se décollent facilement.

On coupe par tranches de 5 à 6 millimètres le cerveau et le cervelet, et partout le tissu paraît sain.

Le bulbe et le reste du mésocéphale paraissent normaux dans toute leur étendue.

Les artères de la base, les sylviennes vertébrales, bulbaires, ne présentent rien de particulier.

En résumé, si nous avons pu trouver dans les poumons la cause de la maladie, il nous a été impossible de voir à l'œil nu quelle a été la cause d'une mort aussi imprévue. C'est à l'aide du microscope que nous avons cru trouver la cause de cette dernière.

Examen histologique. — Après avoir fait durcir des lambeaux du ventricule gauche dans une solution d'alcool, puis dans la gomme et l'alcool, on fait différentes coupes que l'on colore au picro-carminate d'ammoniaque, le tout monté dans la glycérine. Sur des coupes ainsi préparées, on voit une fragmentation intense de toutes les fibres musculaires du cœur ; toutes sont interrompues et dissociées au niveau du trait scalariforme d'Eberth. Les noyaux musculaires persistent et sont même très avides de carmin. En outre, dans la fente lymphatique, il y a accumulation de globules blancs, et ces fentes sont elles-mêmes notablement élargies.

Il s'agit là de cette altération spéciale du myocarde que MM. Renaut et Landouzy ont décrite dans les cas de cachexie cardiaque terminée par asystolie. Cette altération n'est point spéciale à la cachexie cardiaque, comme M. Renaut l'a fait remarquer (thèse d'agrégation, Pitres). On peut la rencontrer encore dans la maladie de Bright et dans des cas rares de cachexie tuberculeuse, accompagnés d'œdème.

Mais chez notre malade, il n'y avait pas d'œdème, et la mort est arrivée subitement, comme s'il s'était agi d'une fièvre typhoïde. La mort subite n'est pas très rare dans la phtisie pulmonaire ; aussi croyons-nous utile d'attirer l'attention des observateurs sur les altérations du myocarde, lorsque surviendra cette funeste terminaison.

Observation II. — *Phtisie tuberculeuse avec accès fébriles tous les matins ; mort subite par syncope ; désintégration de la fibre musculaire cardiaque.* — Le 24 juin 1878, notre ami, M. le docteur Juillard, alors interne des hôpitaux de Lyon, nous remit le cœur d'une jeune fille de 18 ans, morte subitement d'une syncope, dans le service de M. le professeur Raymond Tripier.

Claudine-Marie Tassy entra le 20 juin à l'Hôtel-Dieu, salle des 4mes femmes. L'encombrement du service à ce moment d'un côté, et la nature si commune de l'affection de la maladie de l'autre firent renvoyer à quelques jours la rédaction de son observation. Sur ces entrefaites, la malade mourut subitement d'une syncope au troisième jour qui suivit son entrée à l'hôpital. Le matin même, la jeune fille s'était levée pour aller à la messe.

Cl.-M. Tassy, était d'une constitution frêle, mais bien qu'elle présentât des signes de phtisie pulmonaire déjà avancée aux deux poumons (voix et souffle caverneux, bruit métallique), elle avait maigri très peu. Elle ne se plaignait du reste que des accès de fièvre qui survenaient chez elle *tous les matins* sans attirer aucunement l'attention sur l'état de ses poumons. Fait important à noter, malgré la fièvre, la face était extrêmement pâle.

A l'*autopsie*, les *poumons* furent trouvés farcis de masses tuberculeuses. Il y avait une grande caverne au sommet gauche. Les ganglions bronchiques et médiastinaux volumineux étaient infiltrés de tubercules.

Le *cœur*, très petit et sans surcharge graisseuse, contenait de gros caillots mous, blanchâtres, d'aspect gélatineux. La cloison interventriculaire présentait une coloration pâle.

Deux fragments du myocarde furent détachés l'un de la paroi antérieure du ventricule gauche, l'autre de la paroi interventriculaire, et durcis selon la méthode habituelle. Des coupes faites sur ces deux préparations nous ont permis de constater une fragmentation des fibres cardiaque beaucoup plus complète que nous ne l'avions vue jusqu'alors dans des cœurs d'asystoliques.

Sur certains points la désintégration était telle que dans tout le champ du microscope il était impossible de trouver deux cellules soudées l'une à l'autre. Dans ce cas particulier, les noyaux ne nous ont pas paru présenter d'augmentation de volume, ni d'altération de forme bien sensible; le tissu connectif lâche est manifestement enflammé.

Il y aurait lieu de rechercher si dans l'insuffisance aortique un certain nombre de morts subites ne se produisent pas par un simple arrêt du cœur asthénique et fragmenté. M. Renaut en a observé plusieurs cas positifs; il n'en est pas moins vrai que de nombreuses recherches, à la fois anatomiques et cliniques, pourront seules permettre d'établir la liste des maladies dans lesquelles la fragmentation se produit; actuellement nous savons une chose, c'est que cette lésion existe en tant qu'entité anatomo-pathologique. En second lieu cette lésion paraît exister constamment dans les cœurs atteints d'affections valvulaires; enfin nous pouvons dire que son processus est essentiellement chronique, puisque chez nombre d'individus qui ne présentent ni troubles cardiaques ni même d'affection grave quelconque en voie d'évolution, on peut trouver dans le myocarde des îlots de fragmentation.

Tel était le cas de Laurent, le supplicié dont nous avons examiné le cœur et chez lequel on ne trouva à l'autopsie, rien autre chose en fait de lésions que de minimes vestiges d'une pleurésie d'un des sommets du poumon et le point de fragmentation du myocarde auquel nous faisions allusion tout à l'heure. D'un autre côté M. le professeur Renaut a vu la fragmentation exister chez nombre de vieillards athéromateux et cela en dehors de toute affection cardiaque autre que l'athérome aortique.

Que conclure de pareils faits ? Évidemment d'abord la désintégration du cœur en segments cellulaires est une lésion à évolution très lente et qui ne se généralise ordinairement que soit dans le cas de sénilité extrême, soit dans celui d'affection organique du cœur non compensée ou d'état dyscrasique tel que la tuberculose. Pour le cas particulier des affections cardiaques, puisque, après une asystolie prolongée, la lésion qui nous occupe existe, on peut le dire, constamment, nous pensons qu'il est infiniment plus logique d'attribuer à son extension la rupture de la compensation que de faire de cette rupture la suite d'une dégénérescence graisseuse qui n'existe pas dans beaucoup de cœurs atteints d'affection mitrale et qui même ne paraît se produire régulièrement que dans un cas particulier d'affection chronique du cœur, la *cardite interstitielle*.

C'est le plus ordinairement à la suite des affections

aortiques (rétrécissement ou insuffisance) que l'on voit la cardite interstitielle se montrer et affecter la majeure partie du ventricule gauche. Cette lésion existe plus rarement dans les cas d'insuffisance mitrale, d'après les recherches encore inédites de M. le professeur Renaut ; elle est alors bornée aux muscles papillaires tenseurs de la valvule bicuspide.'

Si l'on fait une coupe de ces derniers à leur portion moyenne, on voit que le myocarde a subi une véritable cirrhose : à la place du tissu fasciculant et du tissu intrafasciculaire régulièrement disposés dans leurs rapports habituels et réciproques on ne voit plus rien que du tissu fibreux. La presque totalité des fibres musculaires du muscle tenseur de la valvule a disparu alors, et l'on ne voit plus que quelques-unes de ces fibres réduites pour ainsi dire à l'état de filaments musculaires semés dans l'aire de section du muscle papillaire cirrhosé. Dans un cas observé par M. Renaut, on ne comptait plus sur une coupe passant par la partie moyenne du pilier antérieur de la mitrale qu'un minime groupe central et une mince bande située au pourtour de la coupe de l'endocarde épaissi. Chaque faisceau primitif était alors entouré d'un collier de tissu fibreux à la façon de quelques cellules hépatiques, vestiges des lobules détruits que l'on trouve dans une cirrhose avancée du foie.

Lorsque le myocarde est cirrhosé de cette façon, les cellules musculaires sont à la fois dissociées les unes d'avec les autres et atteintes de stéatose plus ou moins complète ; on peut dire que non seulement l'élément musculaire a subi la fragmentation, mais encore qu'il a cessé de vivre. La cirrhose s'est ici comportée absolument comme l'inflammation suraiguë, elle a tué l'élément anatomique spécialisé pour sa fonction.

Pouvons-nous actuellement indiquer avec quelque certitude le mécanisme intime de la lésion du muscle cardiaque observée pour la première fois par MM. Renaut et Landouzy? Nous ne pouvons faire à ce sujet que des hypothèses, parce que la théorie étiologique complète de la fragmentation du cœur en segments, ne peut être édifiée qu'à l'aide d'observations cliniques suivies d'examens anatomiques attentifs. Cependant les connaissances que nous possédons à la fois sur la structure du cœur et sur son fonctionnement nous autorisent, pensons-nous, à présenter du moins une théorie provisoire. Cette théorie a été exposée pour la première fois au cours d'anatomie générale de la Faculté de médecine de Lyon, puis reproduite par M. le professeur Renaut dans la thèse d'agrégation de M. Pitres. Nous allons la formuler ici sommairement.

Nous avons étudié précédemment la façon dont s'effectue l'expulsion des produits de la contraction cardiaque. Nous avons vu que cette expulsion se fait par deux voies, celle des veines et celle des lymphatiques. Nous savons quels sont les rapports étroits qui unissent le tissu connectif du myocarde avec la séreuse péricardique. Toutes les causes quelconques qui amèneront une haute pression dans les veines cardiaques et qui empêcheront le sang d'y circuler, et toutes celles qui oblitéreront ou obstrueront les voies lymphatiques ou efférentes deviendront, lorsqu'elles seront portées à un certain degré de durée ou d'intensité l'origine de l'*œdème du cœur;* or Schweigger-Seidel, et ensuite M. Ranvier, ont insisté successivement sur les dispositions anatomiques qui permettent au cœur de se débarrasser promptement et facilement de ses produits d'excrétion. M. Ranvier surtout a comparé le tissu connectif intermusculaire du myocarde à une véritable éponge lymphatique. Lorsque cette sorte d'égout constitué par le tissu connectif de la nutrition cessera d'être perméable et que la lymphe renfermant les matériaux devenus inutiles et les produits de combustion et d'excrétion ne pourra plus être éliminée complètement par cette voie rapide, l'œdème se produira. Pouvons-nous en calculer les conséquences ?

On sait depuis longtemps (*Recherches anatomiques et cliniques sur les œdèmes et les érysipèles de la peau.* Thèse de Paris 1874, Renaut) que l'œdème prolongé amène dans les tissus des modifications plus ou moins profondes. La règle posée par M. Renaut dans sa thèse inaugurale et développée depuis par lui dans une série de cas, est du reste la suivante : *L'œdème prolongé produit dans le tissu des inflammations interstitielles dont le dernier terme est la cirrhose des points envahis.* Si l'on applique cette loi au cas particulier où on observe dans le myocarde les lésions de la cardite interstitielle, on a facilement l'explication des phénomènes observés : nous n'y insisterons pas.

Mais si l'œdème n'est ni assez constant ni assez intense pour produire des lésions cirrhotiques, est-ce à dire pour cela qu'il sera sans action sur la vitalité des éléments anatomiques très spécialisés et très délicats constitués par les cellules musculaires du myocarde ? On sait, en effet, que parmi les produits constants de la contraction musculaire figure un acide libre, l'acide sarcolactique

Si un œdème existe, si non seulement les vaisseaux sanguins efférents sont le siège d'une congestion intense, mais encore si les voies lymphatiques sont oblitérées (adhérences du péricarde, symphyse, etc.), l'œdème se produira et le liquide exsudé contiendra, entre autres produits, l'acide libre dont nous venons de parler. Or l'action des acides *très-faibles* (solution d'acide chromique, ou des bichromates alcalins au 10 000me etc.) sur le ciment des traits scalariformes d'Eberth est absolument directe. Ces acides dissolvent la substance unissante et mettent les segments cellulaires en liberté. Il est probable que le liquide acide de l'œdème joue un grand rôle dans la production de la fragmentation du cœur qu'on observe dans les divers cas particuliers que nous avons relatés, mais cette action est dans tous les cas extrêmement lente à s'accomplir.

M. Colrat, en produisant expérimentalement l'œdème du cœur, n'est en effet jamais parvenu à reproduire la lésion qui nous occupe. Le fait de l'existence de la fragmentation dans le cœur d'un individu parfaitement sain, mais évidemment alcoolique (le décapité Laurent), montre de plus, nous le répétons, quelle est la lenteur et pour ainsi dire la chronicité avec laquelle s'accomplissent dans un grand nombre de cas les progrès de la lésion. L'existence de cette dernière dans certaines dyscrasies, en dehors de l'œdème du cœur, nous indique aussi que cet œdème ne peut être considéré comme la seule cause de la fragmentation cardiaque. Ainsi se trouve justifiée l'assertion que nous avons émise plus haut, à savoir, que le complexus étiologique de la lésion que nous venons de décrire est loin de nous être entièrement dévoilé dans ses détails.

Mais le fait qui reste établi c'est que sous une séreuse enflammée, la cellule musculaire s'enflamme, ou se détruit par stéatose. Lorsqu'elle est soumise à un œdème intense ou prolongé, les traits scalariformes d'Eberth cessent d'être remplis par les lignes de ciment, ce dernier se dissout et la continuité de la chaîne cardiaque est interrompue au point lésé. On conçoit maintenant pleinement que la fragmentation, lorsqu'elle se généralise, peut et doit devenir l'origine de l'asthénie cardiaque, de la disparition du rythme régulier du cœur, et enfin de l'arrêt de ce dernier produisant une syncope mortelle analogue à celle dont nous avons rapporté deux exemples.

Nous avons étudié successivement le muscle cardiaque au point de vue de sa constitution; de sa valeur morphologique, de son mode de nutrition et de la façon dont s'effectuent les principales lésions qui détruisent l'édifice compliqué de la chaîne cardiaque considérée au point de vue des éléments anatomiques qui la composent et de la substance musculaire transversalement striée qui constitue l'un des types les plus intéressants de la matière contractile douée du pouvoir d'entrer en action par le mode brusque de la contraction. Les recherches faites sur l'organe central de la circulation et les séreuses qui l'enveloppent prêteraient à beaucoup d'autres considérations intéressantes, mais nous bornerons ici ce travail, qui doit se réduire dans notre esprit à une modeste contribution à l'étude du muscle cœur considéré au point de vue de l'anatomie générale.

FIN

PLANCHES

PLANCHE I

Fig. 1. — N. Noyau.
Ch. Chiasma.
Cp. Cylindre primitif.

Fig. 2. — Segment musculaire simple.
A. Disque mince principal.
b. 1/2 bande claire intercalaire du disque mince.
a. Disque mince accessoire.
B. 1/2 bande claire principale.
C. Demi-disque épais.
b'. Bande claire intermédiaire du disque épais. — Strie de Hensen.
C'. Demi-disque épais.
B'. 1/2 Bande claire principale.
a'. Disque mince accessoire.
b''. 1/2 bande claire intermédiaire du disque mince.

Fig. 3. — Segment musculaire compliqué.
A. Disque mince principal.
b. 1/2 bande claire intercalaire du disque mince.
a. Disque mince accessoire.
B. 1/2 bande claire principale.
c Disque épais accessoire.
b''. 1/2 bande claire intercalaire du disque épais.
C. Disque épais principal.
b'''. 1/2 bande claire intercalaire du disque épais.
c'. Disque épais accessoire.
B'. 1/2 bande claire principale.
a'. Disque mince accessoire.
b''. Bande claire intercalaire du disque mince.
DC. Disque clair.
DS. Disque sombre.
SM. Segment musculaire.

Fig. 4. — Fibre de Purkinje intratendineuse.
A. Tissu connectif fasciculant densifié.
B. Fibre de Purkinje composée d'éléments cellulaires irrégulièrement polygonaux, soudés entre eux.
C. Noyau.

Planche, 1

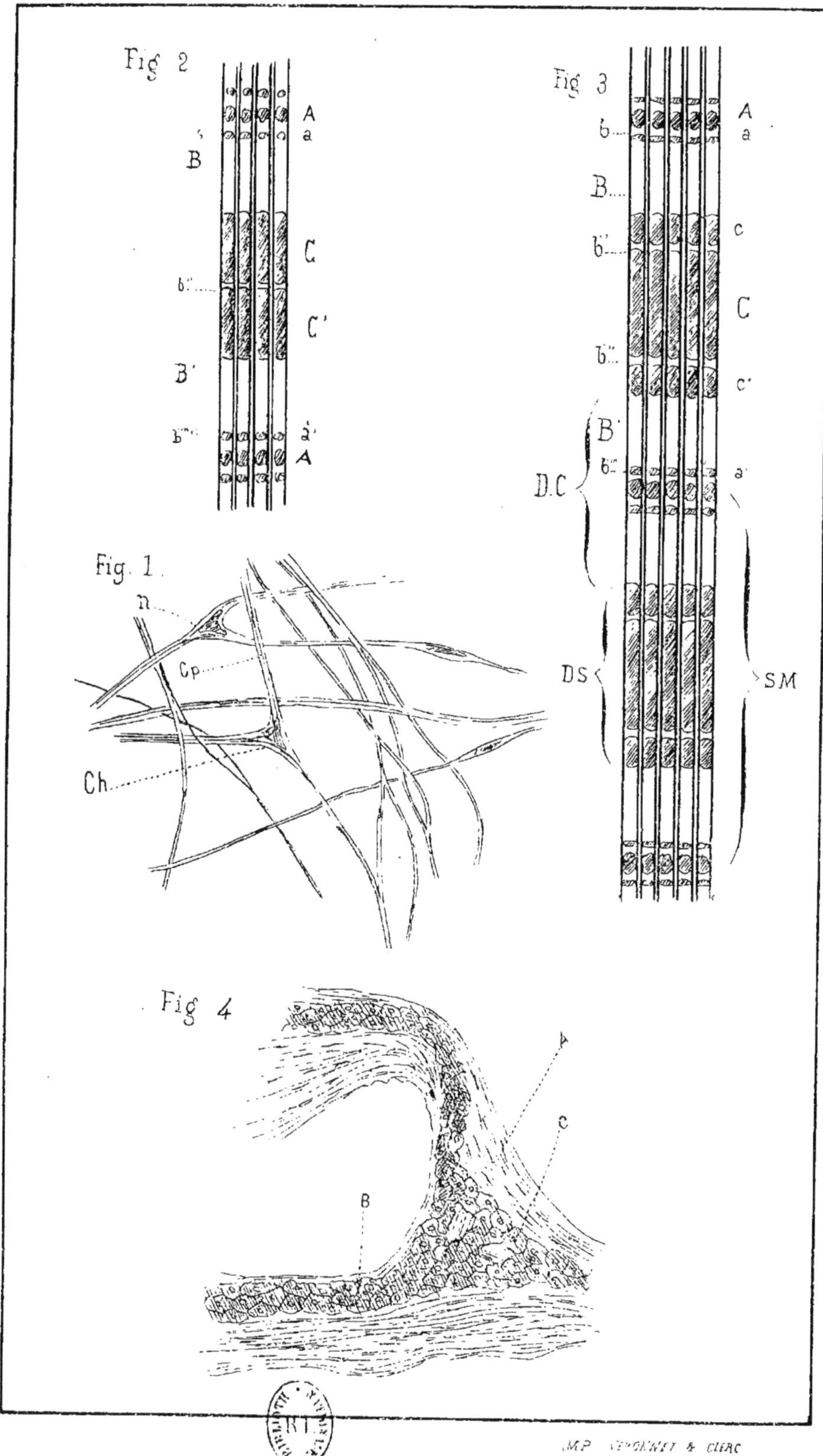

PLANCHE II

Fig. 1. — A. Cellule cardiaque coupée en travers.
B. Noyau de la cellule coloré en rouge vif.
C. Tissu fasciculant pénétré par l'injection de gélatine.
D. Espaces intrafasciculaires dans lesquels l'injection de gélatine a pénétré et séparé les uns des autres les champs de Cohnheim.
E. Nerf.
F. Gaîne connective du nerf.
NC. Noyaux des cellules connectives à prolongements rameux

Fig. 2. — Point poreux lymphatique sous-péricardique.
GL. Confluent lymphatique sous-péricardique, rempli de cellules migratrices.
M'. Cellules migratrices s'insinuant dans l'écartement des faisceaux connectifs pour gagner la surface.
M². Accumulation des cellules lymphatiques qui ont traversé le point poreux en droite ligne et qui atteignent la surface de la séreuse.
M³. Cellules lymphatiques parvenues à la surface par un trajet oblique.
M⁵. Cellules en voie de progression à travers le point poreux.
C P. Cellules du tissu fibreux du péricarde situées sous l'endothélium.
FC. Faisceaux connectifs coupés en long ou en travers.
Cf. Cellules fines du tissu connectif.
RE. Réseau élastique du tissu fibreux du péricarde.
F'C'. Espaces connectifs intermusculaires appartenant au système des lacunes de Henle et communiquant avec la lacune lymphatique CL.
MC. Faisceau musculaire du cœur coupé en travers.

Planche. 11

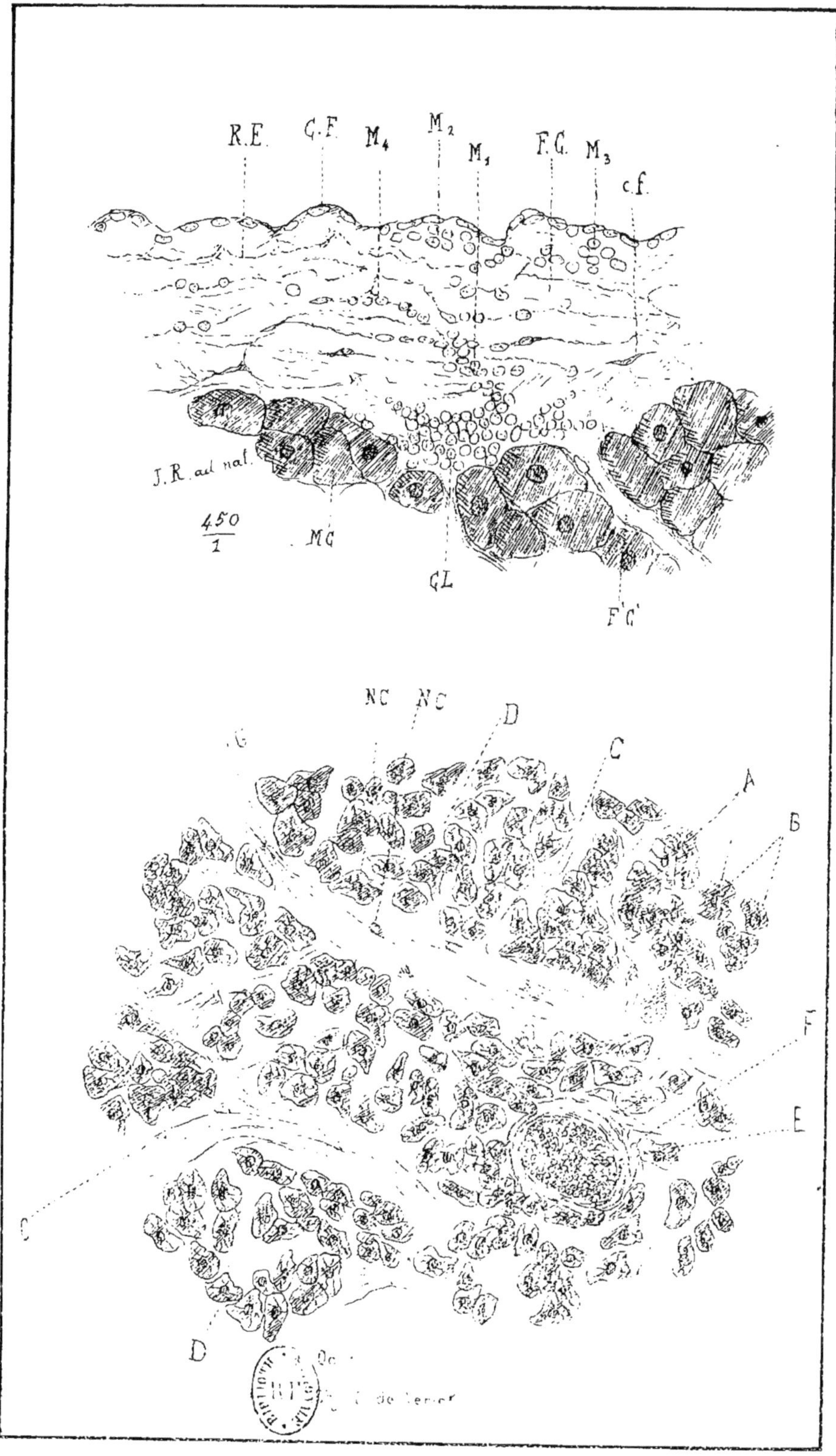

PLANCHE III

Fig. 1. — Réseau vasculaire du muscle demi-tendineux du lapin, injecté avec le bleu de Prusse soluble et la gélatine (d'après Ranvier, *Traité technique d'histologie*, p. 512).

A. Artère.

V. Veine.

n. Dilatation sur les branches transversales des capillaires.

m. Place des faisceaux musculaires qui n'ont pas été dessinés.

s. Branche longitudinale sinueuse.

Fig. 2. — Réseau vasculaire du myocarde de l'homme, injecté avec le bleu de Prusse soluble dans l'eau.

A. Artère.

vc. Vaisseaux capillaires.

m. Place des faisceaux musculaires qui n'ont pas été dessinés.

Fig. 3. — Aspect que présentent les noyaux des éléments cellulaires cardiaques dans la désintégration.

A. Cellule cardiaque entière rendue libre par la disparition du ciment intercellulaire, a et a' lignes de soudures en escaliers.

B. Noyau très volumineux, altéré dans sa forme, présentant deux nucléoles b et b'.

C. Noyau avec trois nucléoles.

Ls. Traits de soudure.

Planche III

Fig. 1
m
m
n
n
m
V
V
A
Fig. 2
vc
A
m
m
m
m
Fig 3
C
Is
Is
Is
Oc
B
A
b
c
Obj. 7 de Verick

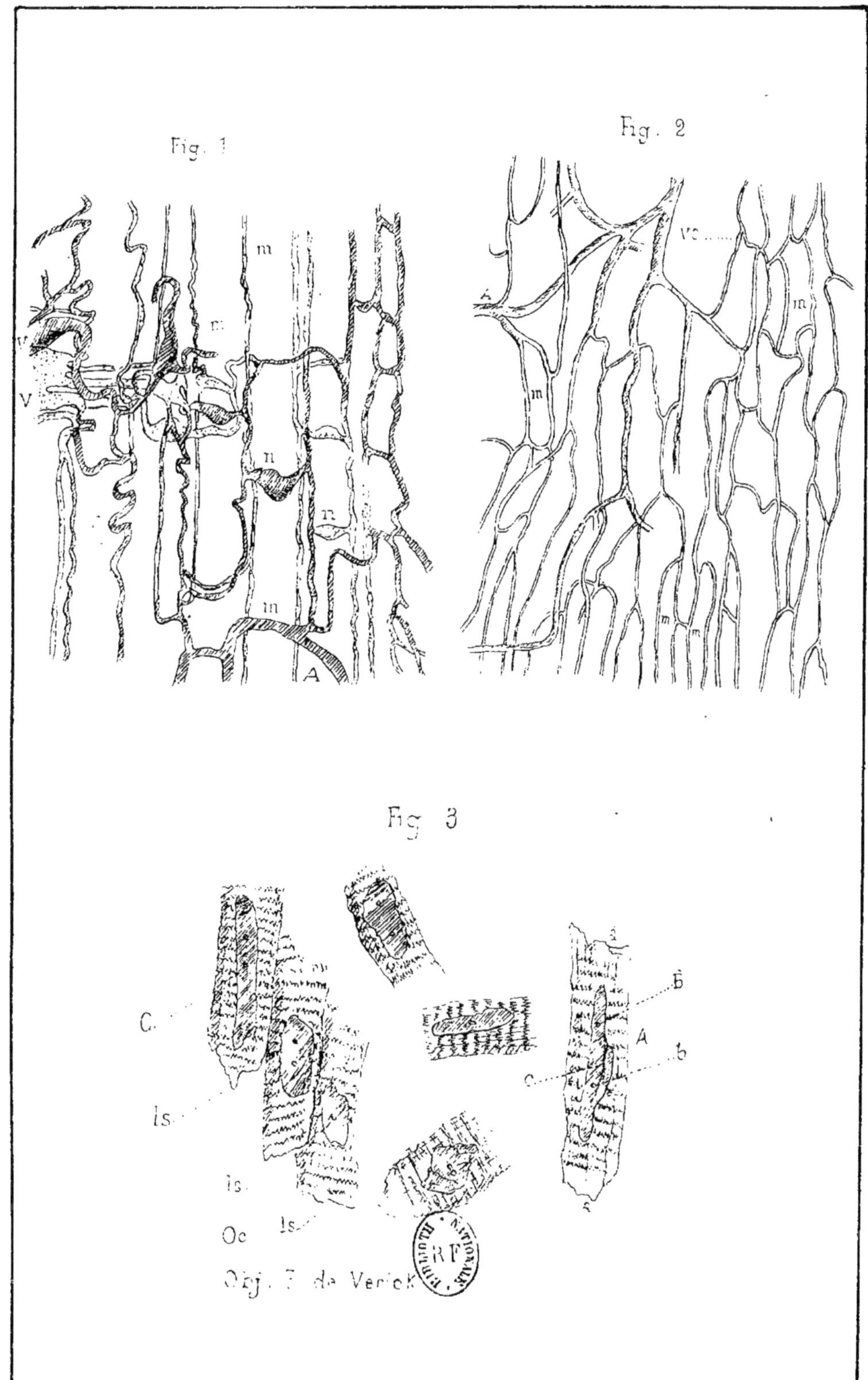

TABLE DES MATIÈRES

LYON. — IMPRIMERIE PITRAT AINÉ RUE GENTIL, 4.

BIBLIOTHEQUE NATIONALE DE FRANCE
3 7531 03287138 7

www.ingramcontent.com/pod-product-compliance
Ingram Content Group UK Ltd.
Pitfield, Milton Keynes, MK11 3LW, UK
UKHW020317250726
13967UKWH00004B/1774

9 782012 997776